RECHERCHES HISTOLOGIQUES

SUR L'ANATOMIE NORMALE

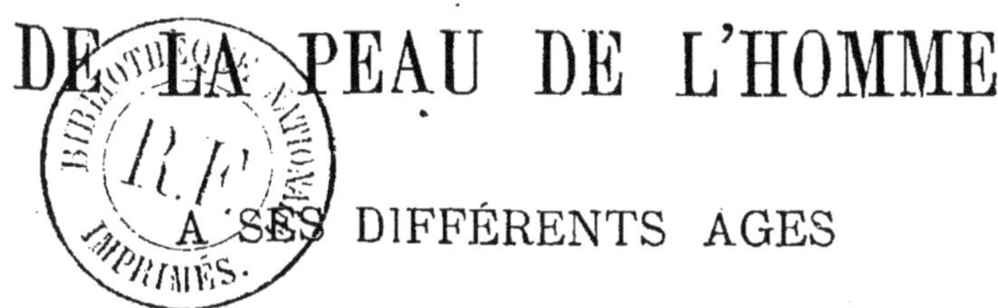

DE LA PEAU DE L'HOMME

A SES DIFFÉRENTS AGES

PAR

Le Dr A. Charles REMY,

Interne des hôpitaux de Paris,
Ancien prosecteur de l'École de médecine de Reims,
Membre adjoint de la Société anatomique.

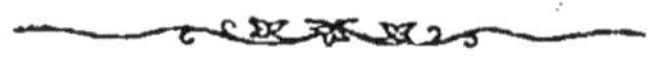

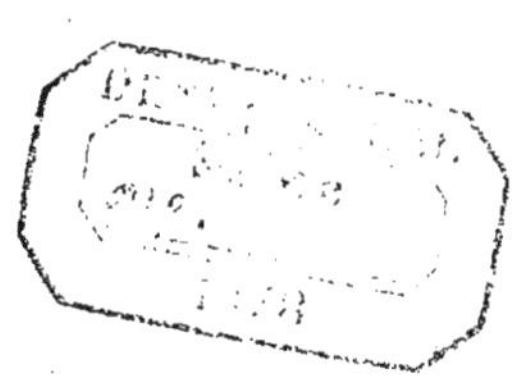

PARIS

V.e A. DELAHAYE ET Cie, LIBRAIRES-ÉDITEURS.

Place de l'Ecole-de-Médecine.

—

1878

A LA MEMOIRE DE MES GRANDS PARENTS

A M. HARDY

Professeur de clinique médicale à la Faculté de médecine de Paris
Membre de l'Académie de médecine

Nous satisfaisons à un devoir de reconnaissance, en remerciant ici particulièrement ceux de nos maîtres qui nous ont aidé de leurs conseils pour ce travail, MM. Lancereaux et Cadiat et M. le professeur Robin qui nous a communiqué un de ses dessins et quelques notes.

Rémy.

TABLE DES MATIÈRES.

RECHERCHES HISTOLOGIQUES

SUR L'ANATOMIE NORMALE

DE LA PEAU DE L'HOMME

A SES DIFFÉRENTS AGES

CHAPITRE PREMIER

Développement.

§ I. PÉRIODE INTRA-UTÉRINE.

Epiderme (1).

Aussitôt que l'embryon est divisé en trois feuillets, la partie fondamentale de la peau existe : c'est le feuillet *externe* qui est presque tout entier destiné à servir à la formation de cellules épithéliales de la peau. Le derme, comme nous le verrons pour les

(1) Billroth. Eléments de pathol. chirurg. générale, p. 72. Réunion des plaies. — Besiadecki prof. in Krakau, skin, hair, and nails, cité in Stricker Manuale of histology. American translation, 1875, p. 542. — Longet. Traité de physiologie, p. 908, 1869. —

poils et les glandes, n'apparaîtra jamais qu'après la néo-formation épithéliale. On trouve dès le début de l'embryogénie la condamnation des théories anciennes ou récentes qui voudraient faire développer l'épithélium des adultes aux dépens du feuillet moyen.

Pendant la période du développement, l'accroissement des deux feuillets marche proportionnellement, mais c'est toujours dans le feuillet externe que se montrent les premières modifications qui annoncent la formation d'un nouvel organe. Et nous pouvons en outre dire que chez l'adulte, dans la régénération des tissus à la suite des plaies, l'épithélium se sera constitué définitivement, longtemps avant les tissus du derme. (Cadiat. Soc. de biologie, janv. 1878).

Nous n'avons pas eu à notre disposition d'embryons humains datant des premiers jours de la conception; nous avons été obligé, pour faire bien comprendre le développement du feuillet externe, d'emprunter à l'anatomie comparée. Nous avons étudié le feuillet externe d'un embryon de poulet au deuxième jour de la couvée (longueur de 3 millimètres). Le feuillet externe est constitué par un rang de cellules épi-

P. Unna. Beitrage zur histologie und Entwicklungsgeschichte der menschlichen Oberhaut und ihrer Anhangs gebilde, Archiv. für microscopische Anat., p. 665, 4 cah., 12 vol. 1876. — Schenk. Lehrbuch der vergleichenden Embryologie der Wirbelthiere. Wien, 1874. — Tourneux et Pouchet. Traité élémentaire d'histologie humaine et d'histogénie. — Farabœuf. Thèse d'agrégation sur les épithéliums, 1873. — Cadiat. Cours d'histologie, 1878. — Ch. Robin. Cours de 1874, recueilli par Gontier. — Sappey. Anat. descriptive, 1871.

théliales rectangulaires, dont le noyau rond remplit presque la cellule ; celle-ci a un corps azoté transparent et une paroi mince. Une sorte de cuticule formée d'écailles minces est appliquée à l'extérieur de ces cellules. Ce feuillet appliqué sur le feuillet moyen en est nettement limité. On n'y voit ni ondulations ni épaississements. Mais au troisième jour, immédiatement au moment où paraît l'allantoïde, le feuillet externe présente un épaississement à l'extrémité caudale de l'embryon : c'est le bourgeon anal.

Sur un embryon humain de 2 centimètres, ayant déjà ses membres bien conformés, on trouve encore en quelques points l'arrangement épithélial que nous avons décrit pour le feuillet externe du poulet. Une couche profonde est formée de cellules dont les parois très-minces sont difficiles à limiter; les noyaux de volume inégal remplissent presque la cellule. Une couche superficielle est formée par des cellules plates ayant un noyau aplati. (Voy. pl. I, fig. 1.)

Mais presque partout l'épiderme est augmenté d'épaisseur.

De la couche génératrice. Formation des couches de l'épiderme.

Tourneux et Pouchet avec Kölliker, pensent que la deuxième couche épithéliale paraît dans la cinquième semaine ; elle existait sur cet embryon de 2 centimètres.

La couche profonde du feuillet externe prend de

suite le rôle générateur et reproducteur qui la caractérisera pendant toute la vie de l'homme. Ses cellules multiplient et se superposent; les unes adhérentes au derme présentent les caractères déjà décrits pour le feuillet externe; les autres contiguës à la couche de cellules plates sont de forme irrégulière, polygonale. Elles ont un gros noyau, une mince paroi et un contenu plus granuleux que précédemment. La minceur des parois de ces cellules, la transparence de leur utricule azoté, sont telles qu'il semble au premier abord qu'une masse amorphe supporte plusieurs noyaux irrégulièrement disposés (1), autour desquels se produit une segmentation internucléaire (2).

La couche des ces cellules plates est repoussée en totalité.

A cet âge de l'épiderme, les deux faces sont lisses et sans prolongement.

Sur un embryon de 10 centimètres, l'épiderme a augmenté en épaisseur comme en étendue. Il n'existe encore aucun prolongement pour les papilles, mais la matrice de l'ongle est indiquée par un repli d'épiderme, en même temps qu'une accumulation de cellules épithéliales. A cette époque on peut distinguer à l'épiderme ses trois couches définitives (Pl. I, fig. 2.) : La couche génératrice formée de cellules cubiques déjà décrites ; la couche de Malpighi

(1) Stricker, p. 547. Manuale of histology, 1875, attribue à Heule la description d'une couche analogue chez les nouveau-nés. — (2) Ch. Robin. Anat. et phys. cellulaires, 1873, p. 204.

dont les cellules sont plus grosses, plus irrégulières, polygonales, ont un utricule azoté plus considérable ; la couche externe qui sera la couche des cellules cornées. La couche externe est celle des cellules plates ; ces cellules tendent à être remplies par de fines granulations. Quelques-unes perdent leur noyau par un mécanisme bien décrit par M. le professeur Ch. Robin. (Sur une particularité du développement des cellules épidermiques superficielles dans le fœtus. *Journal de la physiologie de l'homme et des animaux*. Paris, 1861, p. 228, pl. 10, répété in Anatomie et physiologie cellulaires, page 74). « Les cellules de la rangée la plus superficielle de l'épiderme du fœtus humain ont un gros noyau qui disparaît à compter de la fin du deuxième mois ou du commencement du troisième. Il ne disparaît pas par atrophie comme il le fait après la naissance, il s'hypertrophie, au contraire considérablement, fait une saillie pyriforme à la surface, puis s'étale et le couvre plus ou moins, devient souvent mamelonné, comme segmenté en 2 ou 3 ou 4 lobes, puis son point d'union avec la cellule se rétrécit en forme de pédicule, » et il tombe.

Formation de papilles. — A l'époque où l'embryon prend le nom de fœtus (1), vers le quatrième mois, vont paraître les papilles et les annexes de l'épiderme. C'est le feuillet externe qui va s'enfoncer dans le derme et limiter les papilles du derme, et

(1) Cazeaux. Traité des accouchements, p. 191 : « Au quatrième mois l'embryon prend le nom de fœtus, il a 16 à 22 centimètres. »

c'est aux dépens de la couche que j'ai appelée génératrice que vont naître des bourgeons épithéliaux. Nous n'avons pas constaté dans le derme de modification précédente qui fit prévoir le lieu d'apparition des papilles; le réseau vasculaire n'est pas modifié. Il est en effet conforme aux lois générales du développement que les vaisseaux ne précèdent pas l'organe, mais paraissentaprès lui pour subvenir à sa nutrition (Ch. Robin).

A ce moment la couche cornée est constituée par deux rangs de cellules; la couche de Malpighi n'a pas changé; la couche génératrice seule estintéressante à examiner. (V. Pl. I, fig. 3, fig. 4, fig. 5).

Cette couche génératrice se présente sous l'aspect déjà connu d'une lame amorphe semée de noyaux; en réalité elle est constituée par des cellules à parois très-minces et transparentes. Les noyaux qu'on y rencontre sont de volume inégal; quelques-uns sont en scissiparité. Il y a quelquefois deux noyaux dans une cellule, ce qui nous semble être plus en faveur de la reproduction par scissiparité que de la génération spontanée des noyaux dans un blastème. Cette couche s'épaissit sur des points limités. Des noyaux s'accumulent et forment des saillies de plus en plus apparentes. Ainsi sont développées les origines communes des prolongements épidermiques interpapillaires, des glandes et des poils, mais le derme ne participe aucunement à cette néoformation; (Pl. I, fig. 3), il est passif.

Le premier lieu d'apparition des papilles semble être la paume des mains et la plante des pieds. C'est du moins ce que nous avons observé sur des préparations de M. Tourneux. La face profonde de l'épiderme paraît dentelée par l'apparition à égale distance des bourgeons épithéliaux; mais la longueur et la forme des bourgeons varie : les uns sont courts, coniques, et ont leur forme définitive; les autres allongés en forme de massue pénètrent l'épaisseur du derme. Ils forment des glandes sudoripares. Enfin il existe des bourgeons arrondis dont la destination est inconnue.

Les véritables prolongements interpapillaires mesurent en hauteur à peine le double de l'épiderme.

Formation des glandes sudoripares. — A longueur égale, les origines des annexes de l'épiderme ont une forme arrondie, et l'épithélium y est rangé plus symétriquement que sur les prolongements interpapillaires épidermiques. Pour être sûr que nous n'avions affaire qu'à des glandes sudoripares en développement, nous avons choisi pour sujet de notre étude la région palmaire, où il n'existe que cette seule espèce de glande. (Pl. I, fig. 4).

Les bourgeons épithéliaux formateurs de ces glandes naissent de la couche génératrice de l'épiderme. A la paume des mains, ils apparaissent en même temps que les papilles; dans les autres points du corps ils les précèdent. Le développement des glandes sudoripares ne se fait pas d'un seul coup, mais successivement sur les différents points du corps; au cinquième mois de la vie intra-utérine, nous remarquons à côté de chaque bourgeon piligène du cuir chevelu, un bourgeon adénogène.

Ces bourgeons s'enfoncent perpendiculairement dans le derme comme une papille prolongée; après une course inégale, ils se renflent en massue. Le bourgeon est plein : il ne se creusera que beaucoup plus tard, vers le septième mois de la vie intra-utérine. En même temps il s'allongera, s'incurvera en forme de crosse, et sur cette crosse paraîtront des flexuosités qui constitueront la glande définitive (1).

Nous avons dit que les cellules de la couche génératrice de l'épiderme donnaient naissance aux bourgeons épithéliaux. L'épithélium de ces bourgeons est assez irrégulièrement disposé; il offre tous les caractères des cellules originelles : parois minces, utricule azoté transparent, noyaux de différents volumes, quelquefois en scissiparité. Les cellules de la périphérie sont plus serrées les unes contre les autres; celles du centre plus lâches. Ce sont ces dernières qui se ramollissent pour former la cavité de la glande, et le conduit glandulaire reste formé par les cellules de la couche génératrice, ce qui nous explique qu'on puisse voir quelquefois plusieurs noyaux dans les cellules qui le composent.

Formation des poils. — En même temps que les papilles et les glandes sudoripares, mais en des points différents, paraissent les rudiments des poils; mais c'est surtout vers la fin du quatrième mois qu'on peut bien étudier leur développement. C'est encore par un bourgeonnement de la couche génératrice de l'épithélium que se forme le poil, et le

(1) Sappey. Traité d'anatomie descriptive, t. III, p. 550.

bourgeon épithélial est déjà grand lorsque paraît la papille qui est formée par un bourgeon du feuillet moyen. Il mesure à ce moment deux à trois fois l'épaisseur de l'épiderme.

Il paraît un bourgeon épithélial à la face profonde de la couche génératrice résultant de la multiplication des cellules de cette couche, et ressemblant aux bourgeons que nous avons vus former les papilles et les glandes. Ce bourgeon s'enfonce comme un doigt dans le derme, dont il repousse les couches superficielles devant lui. Il ne prend pas la forme de massue comme les glandes sudoripares. (Pl. II, fig. 9, fig. 10, fig. 11.)

Le bulbe se constitue par l'apparition d'un nouveau bourgeon venu du derme. — Quoique la description du derme appartienne à un autre paragraphe de notre travail, nous sommes obligé de parler ici de ses modifications pour être complet dans notre exposé du développement du poil.

Le bourgeon piligène repousse devant lui la membrane la plus extérieure du derme, membrane amorphe, sur laquelle s'insèrent les épithéliums. Cette membrane enveloppe le bourgeon pileux à la façon d'une coiffe. Au niveau du sommet du prolongement épidermique, lorsque celui-ci a acquis une certaine longueur, on voit la membrane dermique enveloppante s'épaissir, et dans cet épaississement apparaissent des noyaux qui augmentent de nombre, et refoulent le bourgeon épithélial de dedans en dehors jusqu'à ce que soit formée une véritable papille lancéolée. A mesure que ce nouveau bourgeon dermique se développe, le bourgeon épithélial s'aplatit, puis s'excave en forme de cul de bouteille. Enfin, la papille dermique, conique d'abord et puis lancéolée, pénètre complètement le bourgeon épithélial qui la coiffe à son tour (Pl. II, fih. 11. Pl. III, fig. 16) (1).

Formation du poil proprement dit. — A partir de ce moment le bulbe (*capitulum pili* de Malpighi) est constitué, et le poil ou produit va se montrer.

Le bourgeon pileux ressemble à une gourde à long goulot, dont la partie renflée loge la papille dermique.

Dans la partie rétrécie, la disposition des cellules épithéliales reproduit l'arrangement cutané. A la périphérie se rangent des cellules étroites, remplies par leur noyau, cellules qui jouissent d'une propriété génératrice active; à la partie centrale il existe un amas de cellules irrégulièrement disposées qui ressemblent à celles de la couche de Malpighi, sont moins pressées, et qui sont déjà à la deuxième phase de leur développement.

Les cellules de la périphérie sont en effet celles qui contribuent le plus activement à la formation du poil. Ces cellules, qui tendent toujours à conserver la perpendiculaire à leur plan d'insertion, après avoir tapissé les parois de la gaîne, le cul-de-sac circulaire autour de la papille, puis la papille, se

(1) Kölliker. — Sappey. — Unna. — Stricker.

trouvent au sommet de cette papille, verticales et dans l'axe du poil. (Pl. II, fig. 11). C'est l'allongement de ces cellules, en même temps qu'une modification de leur consistance, qui va produire le poil. La partie du corps cellulaire qui est située au-dessus du noyau s'allonge, s'effile et devient transparente. Par sa partie profonde, le noyau donne naissance à une nouvelle cellule, et ainsi de suite se fera l'accroissement en longueur du cheveu, les cellules plus âgées étant constamment repoussées par une génération de jeunes cellules.

Un très-petit nombre de cellules, deux ou trois seulement, subissent primitivement la transformation à l'état de cellules de la couche cornée. Ces cellules s'accolent par leur pointe, et elles constituent la pointe du cheveu, que sa transparence rend visible sur l'axe du bourgeon pileux; puis le nombre des cellules transformées simultanément augmente, et ainsi se produit l'augmentation du poil en diamètre et l'élongation.

La pointe du poil s'avance donc vers l'épiderme, mais en même temps la gaîne du poil se développe, et le bulbe s'enfonce dans la profondeur du derme. Le poil ne perce la couche cornée de l'épiderme qu'avec peine, la pointe se recourbe et devient parallèle aux cellules cornées.

Peu à peu on reconnaît sur la gaîne du poil les trois couches de l'épiderme, et un peu plus tard ces trois couches peuvent être retrouvées, mais en sens inverse sur le poil.

Le premier cône transparent dont nous avons

parlé ne tarde pas à être pénétré par un deuxième cône encore transparent, et en descendant vers la papille du poil, on constate un troisième cône, cette fois formé de cellules chargées de granulations pigmentaires. (Voir Pl. III, fig. 16).

Le cône supérieur constitue la couche cornée du poil qui diminuera d'épaisseur; c'est la cuticule du poil.

Le cône moyen est formé par la couche de Malpighi; ses éléments ne feront qu'augmenter de nombre, ils donneront au poil son volume et sa solidité.

Enfin le cône inférieur, qui repose sur la papille du derme est formé de cellules chargées de pigment, il représente la couche génératrice du poil. Celle-ci restera stationnaire si le poil reste à l'état de duvet; elle augmentera considérablement au contraire et formera la matière colorante du poil qui atteindra son développement complet. Nous retrouvons dans l'évolution des éléments du poil les mêmes phases que dans le développement de l'épiderme.

Une seule couche ou cône forme d'abord le poil, comme aussi le feuillet externe. Mais par les progrès du développement, il ne tarde pas à se développer une deuxième couche ou deuxième cône, et enfin il se constituera une troisième couche ou troisième cône.

La couche la plus éloignée de la papille est la couche cornée, c'est la moins vivante, elle ne prend que peu de part à la formation du poil, les deux autres couches au contraire y prennent une part active. Kölliker a décrit pour les poils du fœtus une sorte de mue qui s'accomplirait avant la naissance et se continuerait quelque temps après (voyez Longet). Il pense que les poils sont régénérés pour la plupart par le même bulbe, mais aussi il décrit des bulbes supplémentaires pour les cils. Ch. Robin en a constaté sur les poils de différentes régions. (Voyez pl. III, fig. 16.)

Glandes sébacées. Sebum. — Les glandes sébacées apparaissent en même temps que la pointe des poils. (Pl. II, fig. 12; pl. III, fig. 16, et explic.)

Elles naissent du bourgeon du poil lui-même et de cette couche épithéliale adjacente au derme, que nous avons appelée génératrice.

La partie cylindrique du bourgeon piligène présente vers le milieu de sa longueur un ou deux renflements latéraux. Ces renflements, véritables bourgeons épithéliaux, présentent l'aspect et les caractères communs à tous ceux que nous avons décrits jusqu'ici. Ils repoussent la membrane limitante du derme et acquièrent un plus ou moins grand développement. Mais ce sont des bourgeons pleins dont les cellules centrales n'ont pas encore subi l'infiltration graisseuse d'où résulte le sebum.

D'où vient donc l'enduit qui couvre la totalité du corps des fœtus? Il vient de toute la surface de la peau, chaque cellule épidermique y concourt.

J'ai pu lever tous mes doutes à ce sujet grâce à la bienveillance du Dr Rendu, médecin des hôpitaux, qui a mis à ma disposition un œuf humain de 4 mois 1/2 encore contenu dans l'utérus.

Après incision de l'utérus, de l'amnios, le liquide amniotique s'est écoulé et le fœtus est apparu couvert d'un épais enduit blanchâtre d'apparence sébacée qui lui formait un vernis sur lequel l'eau glissait sans le mouiller; cet enduit traité par le chloroforme montrait avec évidence qu'il contenait de la graisse.

A l'aide du microscope on constatait qu'il était formé par l'agglomération des cellules de la couche cornée de l'épiderme. Ces cellules sont aplaties, sans noyau, transparentes, elles présentent un grand pouvoir de réfringence. Des gouttelettes de graisse sont accolées à leur extérieur. On trouve un second genre de cellules qui contiennent cette fois la graisse à leur intérieur sous forme de granulations. — Lorsqu'on cherche à étudier en procédant par raclage le smegma fœtal, on ramène presque toujours avec les cellules cornées des poils, qui sont entourés de cellules en dégénérescence graisseuse. Une coupe de cuir chevelu nous explique ces divers aspects. On trouve que la couche cornée superficielle n'est pas encore rompue par la pousse des cheveux. Le cheveu se recourbe et s'enroule même au-dessous de cette mince couche qui présente peu d'altérations. Mais on remarque que la plupart des gaînes des poils sont dilatées par une accumulation de cellules sébacées chargées de granulations graisseuses. Cependant les glandes sébacées sont encore rudimentaires, quelques-unes ne sont qu'à la période tout à fait jeune de bourgeons épithéliaux.

La graisse est formée dans les glandes sébacées rudimentaires et dans la gaîne des poils. Et cette graisse oint les cellules de la couche cornée, en même temps qu'elle les accolle. (Robin, Traité des humeurs). Au huitième mois les glandes de Meibomius sont très-développées et leurs cellules sont remplies de graisse.

De l'Ongle. — La matrice de l'ongle se dessine déjà sur un embryon de 10 centimètres; cette matrice est alors formée par un pli de l'épiderme, et le siége de l'ongle n'est indiqué que par une plus grande épaisseur de la couche de Malpighi.

A une période plus avancée (18 centimètres de longueur), les deux couches cornées en contact dans la matrice unguéale se sont accolées, la matrice de l'ongle s'est allongée, le feuillet qui formera l'ongle s'est épaissi, mais le supérieur s'est aminci et n'est plus représenté que par sa couche génératrice et sa couche cornée; cette dernière est divisée et elle se continue en partie avec la couche cornée de l'ongle au lieu de plonger dans la matrice. C'est à quelque distance de la matrice que la couche cornée s'épaissit véritablement pour constituer l'ongle.

Mais ce n'est qu'au huitième mois de la vie intra-utérine, lorsque se développeront les papilles du derme sous-unguéal, que la couche cornée de l'ongle aura sa véritable épaisseur.

Derme.

Le derme commence au feuillet moyen, mais il n'existe alors aucune limite qui permette de le distinguer des nombreux organes auxquels ce feuillet devra donner naissance (1). La seule chose digne de remarque à ce moment, c'est qu'il existe une ligne de séparation parfaitement nette entre cette couche et la couche des épithéliums.

Sur un embryon de 2 *centimètres* le derme est déjà limité ; nous avons choisi pour éviter les causes d'erreur, la peau qui recouvre la face interne du tibia. Il existe une membrane amorphe qui limite le derme et supporte les cellules épithéliales : c'est la basement-membrane qui s'observe au-dessous de toutes les couches épithéliales. (Pl. I, fig. 1.) Le derme proprement dit est formé par la juxtaposition de corps fusiformes au milieu desquels se voient quelques cellules rondes. Il existe peu de vaisseaux. Il ne faudrait pas confondre les globules du sang de cette époque avec des cellules du tissu lamineux en voie de développement. Ces globules, quatre fois plus gros que ceux de l'adulte, sont formés d'un corps volumineux, mesurent 0,^{mm}015, sont transparents, enveloppés d'une mince paroi et contenant un très petit noyau.

Les cellules rondes que nous retrouverons plus tard dans le tissu lamineux des adultes, ont un gros

(1) Consultez les divers ouvrages de M. Ch. Robin.

noyau granuleux enveloppé d'un mince corps cellulaire.

Les corps fusiformes ont aux deux pôles du noyau des accumulations de substance granuleuse, qui se terminent par des pointes très-fines, très-longues, transparentes, onduleuses.

Sur un embryon de 10 *centimètres*, le derme a augmenté d'épaisseur, la basement-membrane est plus évidente. Il semble qu'elle soit constituée par l'épaississement d'une substance amorphe qui englobe les éléments de tout le derme. Dans le derme de cette époque s'observent les diverses phases du développement des fibres lamineuses qui sont reconnaissables déjà. On rencontre des cellules rondes sur lesquelles je n'insisterai plus; des corps fusiformes; des cellules étoilées à trois ou quatre prolongements, enfin de fibres lamineuses extrêmement fines, groupées en petits faisceaux onduleux ou bien entrecroisées en tous sens comme des fibres élastiques.

Quelques-uns des corps fusiformes ont un noyau allongé et fusiforme qui rappelle le noyau des fibres-cellules musculaires lisses.

Les nerfs ont passé inaperçus, mais les vaisseaux sont faciles à voir : ils constituent des réseaux capillaires à très-larges mailles parallèles à la surface cutanée. Ces capillaires ont une paroi bien distincte, un revêtement épithélial composé de cellules losangiques à gros noyau central.

Sur le fœtus de 18 *centimètres*, lorsque l'épiderme pousse ses bourgeons piligène et adénogène, on voit aussi survenir d'importantes modifications dans le derme. On assiste à la formation des diverses parties qui constituent l'arrangement définitif du dermé; les tissus lamineux, élastique, les muscles, les nerfs, le corps papillaire, les vaisseaux, le pannicule adipeux.

Nous observons la formation du tissu lamineux. La cellule ronde, la cellule fusiforme et la fibre lamineuse se succèdent. On trouve quelquefois accolé sur le côté de la fibre lamineuse le noyau qui appartenait à la cellule génératrice. Les fibres lamineuses augmentent de volume par juxtaposition de nouvelles fibrilles et dépôt d'une matière amorphe,

Le tissu musculaire lisse se montre. Ses éléments fusiformes avec leurs noyaux fusiformes se groupent en faisceaux comme dans l'état adulte.

On découvre un fin réticulum de fines et onduleuses fibres élastiques. (Voyez pl. I, fig. 4.)

Les nerfs de la peau que nous avons vus à cette époque étaient formés par l'accolement de corps fusiformes très-allongés, et comme soudés bout à bout. D'autres étaient constitués par des sortes de cylindres, contenant un noyau, et articulés bout à bout. Ces faisceaux nerveux périphériques, ainsi que Tourneux et Pouchet l'ont indiqué, sont déjà très-volumineux, ils mesurent 3 cent^{me}. de mill.

C'est l'époque d'apparition du *corps papillaire*, dont les saillies coniques sont déterminées par le bourgeonnement de l'épiderme; un vaisseau capillaire d'un calibre trois fois supérieur à celui de l'adulte occupe le centre de ce prolongement dermique, mais les terminaisons nerveuses n'y sont pas appréciables. Ces papilles se touchent par leur base et constituent ainsi une véritable membrane irrégulière; les papilles sont séparées de l'épiderme par la basement-membrane. Elles sont reliées au derme par des tractus filamenteux. Elles sont composées d'une substance amorphe au milieu de laquelle se rencontrent quelques fibrilles, quelques corps fusiformes et quelques noyaux.

Le corps papillaire et sa basement-membrane se dépriment au niveau de chaque bourgeon épithélial, formant à chacun une double gaîne, l'une amorphe, dite membrane propre des glandes, et l'autre lamelleuse. Les glandes sudoripares ont leur double gaîne. Les poils et les glandes sébacées ont leur double enveloppe, très-épaisse, au niveau de la glande sébacée, bien que M. Sappey l'ait niée. Nous avons à plusieurs reprises constaté l'existence de la membrane amorphe qui enveloppe les bourgeons piligène et adénogène, c'est une membrane, mince, transparente, un peu inégale en épaisseur. Nous avons pu l'isoler à la fois du derme et de l'épiderme. Du côté du derme elle est accompagnée par des cellules fusiformes à noyau allongé.

Le derme joue un rôle passif dans la plupart de ces néoformations. C'est seulement dans la formation du bulbe pileux que le derme joue un rôle actif. Nous l'avons vu alors donner un véritable bourgeon par l'apparition de noyaux dans l'épaisseur de la membrane amorphe.

Néanmoins l'importance du derme à cette époque

est capitale; il suffit de regarder son *réseau vasculaire*. A chaque papille aboutit un gros capillaire. De gros capillaires rampent le long des glandes et des poils en formation. Tous ces capillaires ont un diamètre trois fois supérieur à celui de l'état adulte. Mais en revanche les réseaux capillaires sont moins parfaits.

Les premiers capillaires apparaissent lorsque l'embryon a déjà un certain volume. Par addition de fibres musculaires et élastiques et lamineuses; ils forment les artères et les veines. La formation de nouveaux capillaires a lieu par la production d'anastomoses solides entre deux prolongements fibrillaires partis des cellules épithéliales de capillaires voisins. Plus tard la cellule et le prolongement s'excavent pour former un canal.

Du pannicule adipeux. — Les vésicules adipeuses apparaissent à peu près au même moment que les fibres lamineuses. Leur mode de formation a été très-bien décrit par divers auteurs.

Un groupe de cellules fusiformes de la face profonde du derme devient simultanément le siége de l'évolution adipeuse. Des gouttelettes de différents volumes se rassemblent dans les extrémités de la cellule, entre les parois et le corps cellulaire; en s'accumulant elles gonflent la cellule et refoulent le corps cellulaire et le noyau contre un point de la paroi. Ces cellules sont réunies par amas connus sous le nom de lobules graisseux qui ne tardent pas à se réunir et à former une couche très-épaisse qui siége à la face profonde du derme et constitue le pannicule adipeux.

Sur un fœtus de 5 mois nous avons trouvé le pannicule adipeux très-developpé. Nous avons remarqué que le réseau vasculaire des lobules graisseux de cette époque était très-riche, par contraste avec la graisse de l'adulte.

Appendice au développement intra-utérin.

Le conduit auditif externe est formé par un enfoncement de toutes les couches épidermiques, résultant de la modification du feuillet externe qui tapissait la deuxième fente branchiale.

Anus. — L'anus se forme par un bourgeon plein v. page 7) qui ne tarde pas à se creuser. Sur l'embryon de 10 centimètres, la communication ano-rectale existait; le revêtement de l'épiderme cutané remontait jusqu'au dessus du sphincter externe.

Développement du prépuce et du gland (1). — Le gland et le prépuce se forment par un bourgeonnement de l'épithélium de même ordre que celui des papilles. Il paraît à l'extrémité de la verge un bourgeon

(1) Die zellige Verklebung der Vorhaut, mit der Eichel bei Knaben in physiologischer und pathologischer Beziehung, nach eigenen Beobachtungen von Prof. J. Bokai, de Pesth. Jahrbuch für Kinderheilkunde. V. Jahr, ch. III, p. 26, 1872.

Schweiger Seidel, Virchow's Archiv, 1866. Zur entwicklung des Præputium.

conique dont la pointe s'enfonce dans le tissu dermique ; mais sa forme ne tarde pas à changer, son sommet s'aplatit, puis s'étale, en forme de cupule qui grandit en sculptant en quelque sorte le gland au milieu de tissus sous-jacents. En ne tenant compte que des cellules de la couche génératrice, on conçoit facilement les limites respectives du gland et du prépuce, l'un intérieur à la cupule, l'autre extérieur, mais il faut bien se rappeler qu'il s'agit d'un bourgeon plein, que la face profonde du prépuce et la face extérieure du gland ne sont pas encore séparées, et cette séparation n'a quelquefois lieu qu'à une époque avancée de l'enfance.

De l'ombilic chez l'embryon et le fœtus. — L'ombilic est formé après le rapprochement des lames ventrales de l'embryon. Il existe avant l'apparition des membres. Il laisse passer l'ouraque ou pédicule de l'allantoïde, deux artères ombilicales et une veine qui sont plongées au milieu d'une substance d'aspect gélatineux (gélatine de Wharton) et qui forment les principales parties du cordon ombilical. Le feuillet externe tapisse l'ombilic et le cordon ombilical.

Sur un fœtus de trois mois et demi à quatre mois la peau s'arrête à l'ombilic et ne remonte pas sur le cordon ombilical.

Je pratique des coupes perpendiculaires à la direction de la paroi abdominale et dans le sens du cordon.

L'épiderme se continue directement de la peau de l'abdomen sur le cordon, seulement il s'amincit en arrivant sur le cordon, et il présente le caractère des éléments du feuillet externe à la première période, tandis que par la partie ventrale on observe déjà des prolongements originaires des poils.

Le derme s'arrête à quelque distance par une ligne assez bien limitée, le tissu cellulaire sous-cutané se continue en présentant quelques modifications avec la gélatine de Wharton, la couche musculaire striée se termine aussi à une certaine distance de l'ombilic, enfin le péritoine est jeté sur l'orifice ombilical comme un pont.

De l'angle formé par l'insertion du cordon nous voyons partir une sorte de cloison obliquement dirigée d'avant en arrière et de dedans en dehors qui va rejoindre les muscles striés. Cette cloison est formée de fibres lisses musculaires, les vaisseaux traversent donc à la racine du cordon un entonnoir de fibres lisses ouvert en arrière, mais ce point doit être l'objet de nouvelles recherches (1).

Développement.

§ II. — Période extra-utérine.

Enfance.

Dès que l'enfant a quitté la cavité utérine, il s'opère des modifications très-importantes dans sa peau. Elle cesse d'être baignée par un milieu liquide et se trouve entourée par l'air. Cette transition coïncide avec la suppression de l'enduit sébacé gé-

(1) Richet. Traité d'anatomie chirurgicale, p. 550.

néral de la vie intra-utérine. Une partie du fœtus subit la dessiccation, c'est le cordon ombilical (1). En même temps, la couche cornée de la peau s'établit, les glandes sébacées prennent un développement rapide, et lorsque cette brusque modification sera accomplie l'évolution du développement reprendra son cours plus lentement, chacun des éléments du derme et de l'épiderme concourent à l'augmentation en épaisseur et en surface de la peau. Tous les organes dont le germe existe pendant la vie intra-utérine pourront se développer, mais il n'apparaîtra pas de germes nouveaux, ou bien on aura affaire à des produits pathologiques (cancer, adénomes).

Epithéliums. — La couche épithéliale la plus superficielle se montre, sous le microscope, formée de cellules aplaties sans noyau, ridées sur leur face, régulières par leur contour.

Il ne faudrait pas croire que le contact de l'air est nécessaire pour l'apparition de cellules de la couche cornée, car l'épiderme corné existe même pendant la vie intra-utérine, nous l'avons vu à la plante des pieds chez un fœtus de 5 mois. A la naissance il existe partout, mais c'est surtout à la plante des pieds et la paume des mains qu'il offre sa plus grande épaisseur, et c'est à cette épaisseur de la couche cornée qu'est due la localisation du pemphi-

(1) Ch. Robin. Mémoire sur la rétraction, la cicatrisation et l'inflammation des vaisseaux ombilicaux et du système ligamenteux qui lui succède. Paris, 1860.

gus *neo-natorum* à ces régions. Il serait impossible que la couche cornée pût retenir le liquide emprisonné aux autres endroits du corps. Cette couche trop mince se romprait de suite, et il se produirait une exulcération et non une bulle.

Sous l'influence des pressions et des frottements on ne tarde pas à voir se produire des épaississements partiels de cette couche. Mais dans tous les autres points la couche cornée reste mince, et elle est facilement détruite par les irritants extérieurs (érythèmes, intertrigo), ou soulevée par les sérosités (impétigo).

La couche moyenne ou de Malpighi est celle qui subira le moins de modifications.

La couche profonde de cellules ou couche génératrice ne donnera plus naissance à des bourgeons épithéliaux, glandulaires ou pileux. Elle perd sa propriété génératrice, mais elle conserve la propriété de se reproduire, c'est grâce à elle que se reproduisent les couches épidermiques, dont les cellules les plus superficielles sont en desquamation incessante, et c'est à elle également qu'est due l'augmentation en surface. On y observe un grand nombre de noyaux en voie de scissiparité.

C'est aussi dans cette couche que se dépose le pigment dont on peut bien suivre l'évolution chez le nègre, qui venu au monde de couleur rouge sale ne tarde pas à devenir noir.

Derme. — Le derme n'est pas beaucoup différent à la naissance de ce qu'il était quelques jours avant.

On y remarque l'arrangement définitif des tissus qui composent le système tégumentaire. Le corps papillaire est complètement formé, chaque papille possède des anses vasculaires; un grand nombre de terminaisons nerveuses.

Au-dessous est le tissu lamineux, mêlé avec les fibres élastiques. Des vaisseaux parcourent le derme, des fibres musculaires le sillonnent. Mais quoiqu'on rencontre à cette époque tous les tissus que nous décrivons, plus tard, chez l'adulte, il existe des différences qui permettent de reconnaître presque infailliblement l'âge de la peau par l'examen du derme.

Le corps papillaire est semé de noyaux ronds et de quelques corps fusiformes. Ces mêmes cellules rondes sont accumulées autour des vaisseaux, ou situées dans les intervalles des faisceaux lamineux. On peut observer des fibres lamineuses à leurs différentes périodes d'évolution, c'est-à-dire des corps fusiformes à longs prolongements, des noyaux avec des fibrilles formées sur le côté, enfin des fibres de diverses épaisseurs (1).

Pannicule adipeux. — Le pannicule adipeux surtout a un aspect caractéristique, chacune de ses vésicules laisse voir par transparence un gros noyau. De sorte que si l'on voulait caractériser cette époque, on pourrait l'appeler l'époque des noyaux.

(1) Voir Robin, Cours de 1874, recueilli par Gontier sur le tissu dermo-papillaire.

Poils. — Les poils commencent à augmenter de volume après la naissance. C'est sur le cuir chevelu qu'ils commencent à se développer, mais ils restent stationnaires sur tous les autres points du corps jusqu'au moment de la puberté.

Le développement des cheveux augmente l'épaisseur du cuir chevelu. Mais tous les cheveux ne subissent pas en même temps leur évolution et le cuir chevelu est remarquable par la diversité des aspects sous lesquels se montre le poil. Les modifications du poil portent sur son épaisseur et sa longueur. Le bulbe s'enfonce de plus en plus avant, au point de plonger dans le tissu adipeux. La gaîne du poil s'allonge, on y reconnaît les trois couches épidermiques. La pointe du cheveu traverse l'épiderme, il s'allonge avec grande rapidité. A sa partie bulbaire se développent les cellules pigmentaires. Mais l'époque du développement de ces cellules est fort variable, et les cheveux n'acquièrent souvent leur coloration qu'à l'adolescence, au moment où les poils prennent un nouvel accroissement.

Les glandes sébacées prennent un développement proportionnel à celui des poils. Elles sont rudimentaires chez le nouveau-né; c'est à cela, croyons-nous, qu'est due la fragilité de son épiderme qui est détruit par les plus légères irritations extérieures sur de très-grandes surfaces. (Erythème des fesses des nouveau-nés, syphilides en soleil.)

Adolescence.

L'adolescence n'est marquée du côté de la peau que par un petit nombre de phénomènes, c'est-à-dire le développement des poils, des glandes sébacées et de la couche pigmentaire des organes génitaux dans les deux sexes; les poils de la barbe subissent leur évolution complète; et suivant les sujets, les poils de presque tout le corps suivent la même marche.

La peau prend à cette période dans les points qui se transforment les caractères physiologiques de la peau du jeune enfant. Elle en présente les caractères pathologiques, les inflammations impétigineuses; de plus les glandes sébacées sont souvent troublées dans leur développement (acné juvénile).

CHAPITRE II.

Age adulte.

Plus précoce chez la femme, plus tardif chez quelques hommes, le début de cet âge varie depuis 25 jusqu'à 30 ans.

Epiderme. A tous les âges de la vie les cellules épithéliales suivent le même processus évolutif, et dans l'âge adulte nous retrouvons ces mêmes couches qui représentent les diverses époques de l'évolution des éléments isolés :

1° des cellules cornées ;

2° des cellules polyédriques ou de Malpighi ;

3° des cellules génératrices.

La *couche cornée* est la plus extérieure de la peau. Elle est formée de cellules aplaties dont la paroi est ridée, le contour irrégulier ; ces cellules sont dépourvues de noyau et vraisemblablement d'utricule azoté ; elles sont légèrement opaques. Imbriquées, irrégulièrement et superposées, elles s'étalent parallèlement à la surface cutanée.

C'est, comme on le sait, cette couche cornée, qui présente les plus grandes variations d'épaisseur ; tantôt elle est limitée à deux ou trois cellules, tantôt elle en présente vingt où trente superposées. Elle envoie des prolongements dans l'intérieur des cônes épidermiques des papilles ; elle est donc limitée sur une coupe par des lignes festonnées. A une certaine distance du corps papillaire toutes les cellules épidermiques deviennent cornées.

A la partie profonde de la couche cornée les cellules présentent des noyaux ; leur corps azoté commence à écarter leurs parois. Il s'établit une transition rapide entre elles et les cellules de la couche de Malpighi.

Les cellules de la couche cornée sont fortement adhérentes l'une à l'autre. Elles constituent une membrane très-résistante aux tractions, aux frottements, et qui ne se laisse pas traverser par les liquides. C'est elle qui fait obstacle à l'absorption des poisons, des virus ; elle résiste même à l'action des acides pendant un certain temps. De même, elle s'oppose à la sortie des liquides venus des parties profondes de la peau, et forme l'enveloppe des bulles de pemphigus, des vésicules d'herpès et des pustules de variole ; si elle n'existe pas, le liquide s'épanche facilement au dehors. Nous avons vu que sur le nouveau-né elle n'existe qu'à la paume des mains et à la plante des pieds, d'où le pemphigus néonatorum, localisé à ces régions.

Les cellules cornées sont à la dernière période de leur vie, mais elles ne sont pas mortes tant qu'elles ont de l'adhérence avec la couche cornée ; elles conservent leur transparence, c'est pour cela que malgré son épaisseur la couche que nous étudions laisse voir la couleur des parties sous-jacentes(lèvres, organes génitaux). C'est lorsque l'épiderme est mort, dans le psoriasis, dans les desquamations que cette couche cornée peut changer la couleur de la peau.

La deuxième couche, ou *couche de Malpighi*, est intermédiaire entre la couche cornée et la couche formatrice ; mais nous ne lui accordons pas l'étendue qu'on lui attribuait jusqu'ici : nous en séparons la partie la plus profonde dont les cellules diffèrent par la forme, par la physiologie, et surtout par le développement (Voir page 5). Cette couche est donc artificiellement limitée supérieurement et inférieurement. Elle suit une direction en zigzag entre les élevures papillaires du derme et les prolongements cornés de la couche cornée. C'est la forme des cellules qui la composent qui indique nettement ses limites. Ses cellules se rapprochent de la forme sphérique, différentes par là des cellules plates de la couche cornée et des cellules cylindriques de la couche génératrice. Elles offrent des facettes résultant de leur pression réciproque; losangiques dans la partie superficielle, plus profondément elles représentent des polygones à six où sept côtés irréguliers.

Leur paroi est inégale, hérissée de petites saillies qui deviennent surtout marquées dans l'hypertrophie de ces cellules (1). Le noyau occupe la partie centrale de la cellule; il est rond, présente quelquefois un nucléole. Autour du noyau est le corps cellulaire qui est considérable, ce qui donne à ces cellules un aspect transparent.

Ces cellules absorbent avec une grande rapidité et se gonflent; de même, elles laissent échapper les liquides du corps, les sérosités; la membrane molle qu'elles forment est détruite dans les bulles et les vésicules; dans la variole, la saillie de la périphérie du bouton variolique ombiliqué est due à leur énorme gonflement, la dépression du centre se produit après leur rupture : ce n'est que beaucoup plus tard que se rompra la couche épidermique, (Vulpian, Renaut).

Au point de vue de la vie cellulaire, nous considérons cette couche comme une phase déjà avancée du développement. Ces cellules passeront ensuite par la phase cornée, mais elles ont perdu toute propriété de retourner en arrière et de se régénérer.

(1) Renaut, in Anat. pathol. de Cornil et Ranvier. —M. Schulz

C'est à la couche génératrice qu'appartient ce rôle.

3e Couche ou *couche génératrice* qu'on pourrait appeler pigmentaire.

Un seul rang de cellules constitue cette couche qui est immédiatement appliquée sur le corps papillaire dont elle suit toutes les ondulations, C'est seulement le petit volume des cellules, leur pigmentation et enfin leurs propriétés reproductrices qui établissent leur distinction d'avec les cellules polygonales auxquelles elles sont contiguës. Cette couche semble au premier coup d'œil composée de cellules allongées dans le sens vertical, cylindrique. On peut se convaincre par un examen attentif de leur forme réelle : Elle se présentent comme des fuseaux contournés en S, dont les extrémités sont pointues et le centre très-renflé; ou comme des cubes présentant plusieurs prolongements qui s'enfoncent dans le corps papillaire (1). Au centre se trouve le noyau; il remplit presque la cellule dont l'utricule azoté est très petit. Ces cellules touchent par une de leurs pointes au derme; elles s'emboitent exactement entre elles. Elles sont beaucoup plus petites que toutes les autres, leur noyau est ovoïde et vertical.

Nous avons constaté sur l'adulte qu'un certain nombre de ces noyaux étaient en voie de scissiparité; mais la scissiparité se fait dans le sens vertical plutôt que dans le sens horizontal, ce qui s'observe néanmoins.

(1) Charpy. Structure et accroissement des épith. de la cornée de la peau. Lyon médical, 6 mai 1877.

(2) Ranvier. Traité d'histologie, p. 562.

Ces cellules se chargent de molécules pigmentaires à l'état normal et à l'état pathologique ; les molécules pigmentaires se déposent dans le corps cellulaire. Suivant l'abondance de ces granulations, la peau prend des teintes qui varient du brun clair au noir foncé, et ces colorations ont fourni l'un des éléments d'une classification des races. Mais, ainsi que le fait remarquer Sappey, il ne faut pas oublier que dans la peau la plus blanche il existe des granulations pigmentaires; seulement, dans la race blanche, elles sont en quelque sorte arrêtées dans leur développement, et il faut diverses conditions pour qu'elles suivent leur évolution. La principale de ces conditions nous paraît être le séjour prolongé du sang dans les capillaires de la peau, quelle qu'en soit la cause, physiologique et pathologique : Le dépôt du pigment est en rapport avec la vascularité du tissu; le soleil et la chaleur qui agissent aussi sur les vaisseaux pigmentent les points qui subissent leurs atteintes; les tuberculeux peuvent être pigmentés sur tout le corps à cause de la sueur, ils le sont toujours sur les joues par suite de la localisation habituelle de la rougeur sur les pommettes ; de même, les névralgies, après avoir produit de la rougeur amènent la pigmentation (Parrot); les véiscatoires et les sinapismes agissent dans le même sens.

Mais cette condition ne suffit pas, pour expliquer

(1) Journal de l'anatomie et de la physiologie, de Ch. Robin 1867, p. 420. Des pigmentations de la peau dans les races humaines, par le Dr Larcher. — Maire. Thèse, 1877. Des pigmentations cutanées.

les transformations qui s'observent dès la naissance du négrillon : à cette époque, les corpuscules pigmentaires que nous étudions sont chez lui à l'état embryonnaire et se développent rapidement. C'est également au développement de cette couche qu'est due la coloration des cheveux.

Les belles recherches de M. Pouchet (1) nous ont révélé d'autre part que le système nerveux pouvait avoir une influence directe sur la coloration des animaux.

Derme.

Nous avons vu que le derme dérive du feuillet moyen, du blastoderme. Le derme est recouvert par l'épiderme et il recouvre le pannicule graisseux sous-cutané auquel il adhère. L'épaisseur du derme est très-variable, comme nous le verrons à l'article topographie. C'est l'abondance du tissu lamineux qui détermine cet épaississement. On distingue facilement au derme deux couches : une superficielle immédiatement située sous le revêtement épidermique, et une seconde plus profonde, plus épaisse, qui s'étend jusqu'au pannicule adipeux.

La couche la plus superficielle, transparente, forme une lame étendue à toute la surface du corps et remarquable par l'existence de saillies nommées papilles qui sont disposées dans l'épaisseur de l'épiderme pour y porter les vaisseaux nourriciers et les nerfs qui donnent la sensibilité.

(1) Pouchet. J. d'anat et de phys. 1876.

La couche plus profonde (corium), opaque, présente l'aspect d'une trame bien serrée, mais irrégulière comme le feutre. A sa partie supérieure, elle ne présente que les orifices étroits des glandes et des vaisseaux, mais la texture du tissu se relâche vers la profondeur, où l'on trouve, en outre, des cavités dans lesquelles logent les glandes sudoripares au milieu des pelotons adipeux les plus superficiels. Ces pelotons adipeux ne sont pas nécessaires au développement des glandes. Sur le prépuce, aux paupières, le peloton adipeux manque complétement bien qu'il y ait des glandes.

La couche la plus superficielle, connue sous le nom de *corps papillaire*, est limitée par une membrane amorphe épaisse de $0,^{mm}002$, sur laquelle reposent les cellules génératrices de l'épiderme, c'est la basement-membrane acceptée par la plupart des anatomistes, qui pourrait être décrite avec le système épithélial dont elle est le soutien indispensable. Au-dessous de cette membrane, les papilles et la couche d'où elles s'élèvent n'offrent pas de fibres nettement limitées, mais une sorte de gangue amorphe au milieu de laquelle sont épars un petit nombre de cellules rondes et de cellules fusiformes, quelques fibres lamineuses et élastiques. Les cellules rondes ont conservé la propriété de se multiplier avec une activité qui rappelle la période embryonnaire, c'est par elles que se fait la régénération du tissu des papilles. Nous sommes contraires à l'opinion de Besiadecki, qui avait voulu faire jouer aux cellules fusiformes le rôle d'éléments générateurs des épithéliums en se basant sur la forme fusiforme qui est commune aux cellules les plus profondes de l'épiderme et aux cellules les plus superficielles du derme. C'est là une manière de voir entièrement opposée aux résultats des études embryologiques nous montrant au contraire que le feuillet moyen est formé d'une involution du feuillet externe(1) et que les feuillets une fois constitués évoluent isolément comme des êtres séparés. Encore il faudrait admettre la migration de ces cellules, phénomène difficile à voir même pour les globules blancs.

Dans ce tissu mollasse cheminent les vaisseaux et les nerfs, et l'importance de cette couche nous est démontrée par l'abondance du réseau vasculaire que nous y verrons tout à l'heure. En effet, cette couche donne aux cellules épithéliales leurs matériaux de nutrition. Elle est molle pour laisser facilement dialyser les liquides, elle présente des prolongements pour porter plus loin les canaux distributeurs des sucs nourriciers, et la présence de papilles volumineuses est constante dans les points où l'épiderme est épais. C'est dans l'ongle que s'observent les plus longues papilles.

Un trouble survenu dans cette couche est suivi d'un trouble dans les épithéliums. Elle est le siége des altérations des fièvres éruptives qui s'accompagnent de desquamation, de l'érysipèle ,etc.

La couche profonde du derme est appelée *corium*. Nous y retrouvons le véritable tissu lamineux. Ce

(1) A. Kölliker. Entwicklungsgeschichte des Menschens und der hoheren Thiere, p. 93, 1876.

tissu est formé de fibres volumineuses longues décrivant des ondulations et rangées pour la majorité parallèlement à la surface cutanée, tout en suivant des directions différentes de manière à s'entrecroiser. Quelques fibres cependant vont de la profondeur à la superficie pour servir de soutien aux vaisseaux, ou bien pour former la gaîne adventice des poils ou des glandes sébacées. On rencontre surtout ces fibres à la face profonde du derme dans les faisceaux qui s'incurvent pour limiter les aréoles. Autour des fibres lamineuses s'enroulent des fibres élastiques fines très-nombreuses qui s'anastomosent et forment des réseaux faciles à voir par l'addition d'acide acétique sur les préparations. M. Robin insiste avec raison sur l'importance du réseau élastique qui forme une enveloppe à tout le corps. Les fibres lamineuses sont pressées les unes contre les autres. Elles sont unies par une substance amorphe où l'on rencontre divers éléments, des corps fusiformes, des cellules rondes et cellules plates.

Les cellules ou corps fusiformes du derme représentent la phase intermédiaire du développement des fibres lamineuses. Ces corps se rencontrent en tous les points du derme libres ou appliqués sur les fibres lamineuses; c'est surtout autour des vaisseaux qu'ils se voient. Leur nombre est moins considérable que chez l'enfant.

Des cellules rondes se rencontrent à l'état normal en grand nombre autour des vaisseaux.

Que sont ces cellules? M. Robin les considère comme des éléments à la première période de leur évolution, éléments de réserve qui, sous la forme cellulaire, sont déjà individualisés pour produire des éléments d'espèce déterminée (fibres lamineuses ou cellules adipeuses ou fibres musculaires lisses, etc.). En conservant la forme qu'ils avaient chez l'embryon, ils ont conservé la propriété de se multiplier. Ce qui appuie cette manière de voir, c'est que le nombre de ces noyaux diminue avec le progrès de l'âge ; que la peau de l'enfant est riche de ces éléments, tandis que celle du vieillard en est privée ; enfin c'est que nous avons déjà vu dans l'épiderme une couche analogue d'éléments doués de propriétés de reproduction. L'opinion de M. Robin ne prévaut pas aujourd'hui ; on a confondu ces noyaux avec les globules blancs du sang, avec les cellules de la lymphe. On s'est surtout appuyé pour l'admettre sur des faits pathologiques, au mépris des connaissances d'anatomie générale et de l'embryogénie ; et cependant, comment expliquer les différences d'aspect et de réaction du leucocyte et de la cellule ronde du tissu lamineux?

La théorie qui explique la formation de ces éléments par retour à l'état embryonnaire des éléments préexistant et de la graisse en particulier est tout aussi fausse. Il est contraire à la connaissance que nous avons de la vie d'admettre qu'un élément vieilli déjà puisse subir une sorte de retour en arrière. Les éléments comme les êtres subissent leur évolution sans pouvoir revenir à leur point de départ. Mais il existe à côté d'éléments parfaits des éléments qui n'ont pas encore subi de transformation, de véritables germes. Ce sont les cellules rondes du tissu lamineux de M. Robin.

Les cellules plates du derme ont une forme aplatie, des contours très-irréguliers et un noyau irrégulièrement placé. Ces cellules se rencontrent avec les corps fusiformes et les cellules rondes dans l'intervalle des fibres lamineuses. Ces cellules ont quelque analogie avec l'épithélium des vaisseaux. Leur rôle est peu connu.

Le *pannicule adipeux* des adultes est sujet aux plus grandes variations. Il peut acquérir un développement effrayant dans la polysarcie. Le nombre des vésicules adipeuses augmente, ainsi que le volume de chacune d'elles. Le noyau de ces vésicules disparaît. Nous insistons (page 57) sur les vaisseaux de ce tissu. On consultera avec profit à ce sujet le mémoire de M. Cadiat sur l'érysipèle phlegmoneux et les articles Adipeux et Lamineux de M. Robin, in Dict. Encyclop.

Glandes sudoripares. (Ll. III et explication.)

Les glandes sudoripares de l'adulte sont de longs tubes qui s'étendent depuis l'épiderme à travers le derme jusqu'au tissu cellulo-adipeux sous-cutané ou jusqu'aux lobules graisseux superficiels dans les points où le derme est plus épais ; quelquefois elles restent comprises dans l'épaisseur du derme. Le siége des glomérules de ces glandes est important à connaître au point de vue pathologique. D'après certains auteurs, c'est dans la région où ils se rencontrent que se voit le maximum des altérations dans le furoncle et dans l'anthrax. A leur extrémité profonde le tube est enroulé plusieurs fois sur lui-même pour former un glomérule. Le conduit excréteur de la glande traverse l'épiderme, et, sur la paume des mains, il prendra une forme tout à fait spéciale. Il se contourne en spirale.

Les tubes sont formés d'une enveloppe de tissu lamineux et d'un revêtement épithélial. Nous reconnaissons dans l'enveloppe celluleuse de la glande les éléments du tissu constituant des papilles, une lame hyaline sous-jacente aux épithéliums et une partie plus vaguement fibrillaire qui contient des fibres musculaires lisses. Dans le revêtement épithélial nous reconnaissons les éléments de la couche formatrice de l'épithélium. Dans beaucoup de cas on reconnaît réellement qu'il n'existe qu'un rang d'épithéliums disposés en rayons et limitant le canal central. Dans d'autres cas ces cellules présentent à leur partie profonde des noyaux. Le revêtement épithélial n'est pas toujours visible dans le trajet intra-épidermique. Mais Unna a décrit et figuré un épithélium aplati. Dans leur partie contournée, les tubes présentent la même structure ; seulement les tubes sont plus larges. Souvent la cavité de ces tubes est remplie par des détritus cellulaires. Souvent aussi nous avons vu des cylindres hyalins de liquide sudoral coagulé.

Il existe plusieurs ordres de glandes sudoripares faciles à distinguer surtout par leur volume. Les plus petites sont les plus communes. Il en existe une deuxième variété qui a comme diamètre des tubes et des glomérules le double des précédentes, et qui se trouve sur divers points du corps (Ch. Robin). Enfin une troisième espèce est la glande sudoripare axillaire dont les tubuli contorti possèdent un épithélium véritablement stratifié. (Voyez pl. III et explication — et page 69, aisselle.)

Poils (1). Pl. II, fig. 13, pl. III et explication.

Les poils se rencontrent chez l'adulte sous deux aspects principaux; grêles, incolores, ils sont nommés poils follets ; plus ou moins gros et longs, colorés, ils sont les cheveux et les poils de diverses régions. La femme ne présente de poils developpés que sur des points nettement circonscrits. Chez l'homme, dans quelques cas, la plupart des poils se développent et donnent à la peau un aspect velu qui la fait comparer à la peau des animaux.

C'est le poil complètement développé que nous allons décrire.

Le poil traverse toute l'épaisseur de la peau et son bulbe siége dans le tissu adipeux sous-cutané, comme les glomérules des glandes sudoripares. Il est formé par les trois couches épidermiques ainsi que sa gaîne épithéliale, et il est enveloppé par le

(1) Johannes Esoff aus St-Petersburg. — Virchow's Archiv, B. 69, 1877. — Beitrage zur Lehre von der Ichthyosis und von der Epithelwucherungen bei derselben, nebst Bemerkungen uber den Haarwechsel, 417, 441. — Contient une bonne bibliographie et un résumé des opinions de Heusinger, Kolliker, Steinlin, Langer, Wertheim, Stieda, Goette, Schulin. Voyez Unna, Sappey, Robin, Pouchet, Frey.

corps papillaire qui lui fournit des vaisseaux nourriciers.

La gaîne épithéliale du poil ne lui adhère pas supérieurement, elle est large et reçoit l'embouchure des glandes sébacées. Plus bas, la gaîne se rétrécit et contracte une adhérence parfaite avec le poil qu'elle contient. Enfin elle s'élargit de nouveau pour envelopper le bulbe.

La couche génératrice de l'épiderme s'étend sans modifications depuis le haut jusqu'en bas. La couche de Malpighi diminue progressivement en allant vers le bulbe. La couche cornée est formée à l'extrémité cutanée de la gaîne par des écailles libres et caduques. Au-dessous de l'abouchement des glandes sébacées, elle se compose de cellules accolées et transparentes, cubiques, et elle s'amincit progressivement en se rapprochant de la couche génératrice. Parvenues au niveau du cul-de-sac circulaire de la papille du bulbe, ces trois couches se réfléchissent de façon que la couche cornée du cheveu s'adosse à la couche cornée de la gaîne, et que la couche des cellules génératrices soit appliquée sur la papille même ; entre les deux se développe la couche de Malpighi qui prend sur les cheveux adultes un accroissement considérable. (Voir pl. II, et explication.)

La couche cornée formera la cuticule du cheveu, la couche de Malpighi la portion fibroïde, la couche génératrice servira au développement des deux autres, et de plus, un certain nombre de ses cellules formeront la moelle du cheveu.

La couche génératrice se charge de granules de pigment. En outre les cellules de la couche de Malpighi en sont aussi remplies, et lorsque ces cellules sont devenues allongées comme des fibres, elles conservent encore leur matière colorante. La couche cornée n'est plus représentée que par une mince couche écailleuse qui se détache quelquefois du cheveu, et forme des plis qui ont fait croire à l'existence d'un parasite.

La couche papillaire du derme et la basement-membrane très-épaissies forment deux enveloppes radicales. L'une est amorphe ou semée de noyaux perpendiculaires à l'axe du poil, semble très-vasculaire. L'autre formée de tissu lamineux se prolonge sur les vaisseaux qui se rendent au bulbe. La membrane dermique qui forme le fond de la gaîne, supporte à son centre un renflement lancéolé ou ovoïde analogue par sa structure aux papilles du derme, et aussi par sa destination puisqu'il reçoit un gros vaisseau, le vaisseau nourricier du poil (Ch. Robin), un nerf (Jobert).

La basement-membrane recouvre la papille du poil, amincie à sa base, épaissie à son sommet. Ce fait s'observe très-facilement sur des papilles petites. Le vaisseau de la papille n'existe pas sur les petites papilles, il ne se développe que consécutivement au poil.

Les cheveux et certains poils ont un accroissement indéfini (1). Il n'est pas douteux que leur re-

(1) Ebner. Microscopische studien uber Wachsthum und Wechsel der Haare. — Sitz der Kais. Akad der Wissen. in Wien t. LXXIV, p. 339-394, 1876.

production ne puisse avoir lieu par le bulbe primitif, c'est du moins ce que nous avons vu pour le cuir chevelu d'un convalescent d'érysipèle. La description de la renaissance du cheveu doit être copiée sur les phénomènes de son développement. Mais il existe des bulbes supplémentaires pour le développement de beaucoup de poils. Kölliker les a figurés pour les cils. (Voy. la figure 16 de la pl. III et l'explication de M. Robin.)

Lorsque le poil s'atrophie la gaîne parait dentelée. Il faut bien se garder de prendre ces dents épithéliales pour un nouveau bulbe.

J'ai souvent observé une altération qui prête à l'erreur. Un bulbe pileux très-petit est surmonté d'un cordon épithélial plus rétréci qui se rend à un poil développé, mais privé de bulbe. Il y a là quelque chose d'analogue à l'amincissement des ongles et des dents dans certaines maladies...(Hutchinson).

Glandes sébacées.

Les glandes sébacées sont d'ordinaire annexées aux poils, mais il s'en rencontre aussi de solitaires. Lorsque la glande est solitaire comme nous l'avons vu sur les organes génitaux (petite lèvre de la femme), on peut suivre les couches épidermiques depuis le goulot excréteur jusque dans chacun des lobules en massue dont la réunion constitue la glande. Le nombre des lobules est très-variable. Le corps papillaire avec la membrane limitante amorphe constitue l'enveloppe lamineuse et la membrane amorphe.

En analysant le revêtement épidermique, nous voyons un rang de cellules cubiques, ou couche génératrice , un ou deux rangs de cellules polygonales et enfin des cellules libres comme celles de la couche cornée. Les cellules épithéliales se chargent peu à peu de gouttelettes graisseuses, et celles du centre sont de véritables vésicules pleines d'huile. Il se produit une transformation des cellules épithéliales, très-bien décrite et figurée par Ch. Robin. (Voyez. Pl. II, fig. 13. Pl. III, fig. 15, 16, 17, 18).

La description de ce ces glandes solitaires est applicable aux glandes annexes des poils. Si le poil est grand, la glande sébacée s'abouchera vers le milieu de sa portion intra-dermique ; si le poil est petit, le goulot de la glande prendra une importance prédominante, il formera la gaîne des poils rudimentaires.

Les cellules de l'intérieur des glandes sébacées sont chassées au dehors, se rompent et versent leur contenu à la surface de la peau et là forment une sorte de vernis isolant.

Il est remarquable que la peau des mains en soit complètement dépourvue, elles manquent sur le gland, sont très-rares sur le prépuce (1).L'enduit qui se forme en ce point rappelle la constitution de l'enduit fœtal, on y trouve un grand nombre de cel-

(1) Recherches de Ch. Robin et Cadiat. Kölliker n'en admet que 10 ou 12.

lules cornées en desquamation, qui sont accolées par une petite quantité de graisse,

Ongle (Voir les traités classiques).

Fibres musculaires de la peau (Pl. I, fig. 8).

Les fibres musculaires qu'on rencontre dans la peau sont striées ou lisses, ce n'est qu'exceptionnellement en des points circonscrits que s'observent les fibres musculaires striées.

Fibres striées. — Les fibres musculaires striées s'insèrent directement à la face profonde du derme dans les régions où se rencontrent les muscles dits peauciers. Au niveau de l'insertion de ces muscles, la graisse disparaît. L'insertion se fait par une pointe arrondie, le sarcolemme s'accole aux faisceaux de fibres lamineuses comme à un faisceau tendineux.

Fibres lisses. — Les fibres lisses se montrent partout en plus ou moins grande abondance. En dehors de celles qui sont comprises dans les parois vasculaires, elles se présentent habituellement sous forme de faisceaux fusiformes ayant un diamètre de 0,08.

La partie postérieure du tronc, la face dorsale de la main sont les points où cette sorte de fibres est le moins répandue. Le scrotum, le pénis, les grandes lèvres, l'aréole du mamelon, le cuir chevelu sont les points où elles ont leur plus grande fréquence.

L'élément primitif des faisceaux musculaires, la fibre-cellule n'offre aucune particularité qui la distingue des fibres lisses des autres points du corps.

Les cellules sont accolées les unes aux autres de façon à former des faisceaux fusiformes ou aplatis. Les cellules sont juxtaposées et adhérentes ; il n'y a pas d'enveloppe lamineuse. Les fibres élastiques ne s'enroulent pas autour des faisceaux pour maintenir la cohésion. Les faisceaux ou bandelettes, courent au milieu des fibres lamineuses qu'elles écartent en suivant un trajet généralement rectiligne. Souvent ces faisceaux musculaires se bifurquent, les extrémités des faisceaux sont arrondies ou aplaties.

L'adhérence se présente sous deux aspects ; l'un, bien décrit par M. Sappey (1), est l'adhérence directe de la fibre musculaire sur l'enveloppe lamineuse ; l'autre est l'adhérence au moyen d'un bouquet de filaments qui nous ont paru être le résultat de la soudure de la fibre-cellule même, a des fibrilles lamineuses (voy. Pl. I. fig. 8 et explic). Nous avons observé cette forme d'adhérence sur la peau d'un jeune enfant et d'autre part dans un cas pathologique sur le bras d'une jeune fille qui avait présenté d'une manière continue le phénomène de la chair de poule. Sur l'enfant les fibrilles terminales sont moins longues. Cette terminaison nous paraît propre à l'extrémité du faisceau aboutissant aux papilles.

Les fibres lisses présentent deux arrangements bien distincts : 1° Elles constituent une sorte de

(1) Sappey. Recherches sur les fibres musculaires de la peau, Comptes-rendus de la Société de biologie, t.V, 3e série, 1863, p. 1.

couche formée par l'entrecroisement ou l'accolement de faisceaux parallèles à la surface de la peau. Telle est la disposition aux bourses, à l'aréole du sein, sur la verge, le prépuce, les grandes lèvres. La contraction des fibres lisses détermine les plis perpendiculaires à leur direction; mais on n'observe pas au fond des plis d'insertion musculaire.

2° La seconde disposition des faisceaux musculaires est la plus générale; ces faisceaux sont obliques. Ils sont habituellement satellites des poils, plus rarement ils accompagnent les glandes sudoripares, quelquefois ils sont solitaires. Dirigés obliquement de la profondeur du derme sur la superficie, ils adhèrent par une extrémité aux papilles, par l'autre à la gaîne des poils, ou aux tubuli des glandes sudoripares. Ils forment quelquefois des anses complètes qui inscrivent un poil dans leur concavité Ils forment la barrière qui limite l'extension de l'inflammation dans l'acné consécutif aux maladies des glandes sébacées.

La physiologie de ces muscles est de faciliter les excrétions glandulaires sudoripares, et surtout sébacées en comprimant ces glandes (1). Les faisceaux musculaires sont des agents actifs de l'élasticité cutanée. C'est grâce à eux, que la partie de la peau soumise au pincement reprend immédiatement son aspect normal. Ils servent, en outre, mieux que les fibres élastiques à maintenir la peau appliquée sur les parties sous-jacentes. Ils sont aussi des agents

(1) F. Hesse. Zur kenntniss der Hautdrusen und ihrer Muskeln, Zeitsch. für Anat. und Entwickl. geschichte, 1876, p. 274.

énergiques de suspension (scrotum). C'est à la destruction de ces éléments qu'est due la flaccidité de la peau des vieillards et des cadavres.

Nerfs (1).

Les nerfs arrivent à la peau par sa partie profonde en faisceaux de dix ou douze tubes réunis par le périnèvre de Ch. Robin.

Ces faisceaux se subdivisent, mais quel que soit le nombre des tubes nerveux, le périnèvre se subdivise pour les accompagner. Nous l'avons observé entourant *un* tube nerveux seulement. C'est l'épaississement de ce périnèvre qui constitue les corpuscules de Pacini et de Meissner.

Arrivés dans le corps papillaire, les nerfs forment des réseaux anastomotiques. Les tubes à myéline diminuent de volume en s'approchant de la périphérie de la peau. Parvenus au corpuscule de Meissner, ils ne traversent point son épaississement terminal du périnèvre, mais restent dans une sorte de cavité où ils s'enroulent. (Grandry.)

(1) Voyez traités cliniques. — Cohnheim. Ueber die Endigung der Sensibilen Nerven in der Hornhaut der Saugethiere. Centralblatt, 1866, p. 401. — Grandry. Recherches sur la terminaison des nerfs cutanés chez l'homme. Journal de l'anat. et de la physiol., p. 395, 1869. — Rouget. Archiv. de phys. norm. et path. publ. par Brown-Séquard, nº 5, 1868. — Ch. Robin. Mém. sur le périnèvre. Archiv. générales de méd., sept. 1854. — Pouchet. Note sur la vascularité des faisceaux primitifs des nerfs périphériques. Journ. d'anat. Pouchet et Ch. Robin, p. 730. — Langerhans. Uber Tastkorperchen und Rete Malpighi. Max Schultze. Archiv für microscopische Anatomie, B. 9, p. 730.

Quelques nerfs se terminent par une pointe effilée, enveloppée de périnèvre, immédiatement sous l'épiderme, et non dans l'épiderme. Il ne pénètre qu'une ou deux fibres dans la papille.

Les faisceaux nerveux cheminent avec les vaisseaux sanguins et lymphatiques. Ils traversent les glomérules sudoripares, côtoyent les conduits des glandes sébacées, sans que l'on découvre nettement s'ils leur abandonnent des nerfs.

Nous avons vu la terminaison des nerfs dans les muscles lisses de la peau se faire par une pointe effilée, mais nous pensons qu'il existe seulement un nerf pour chaque faisceau musculaire non pour chaque fibre.

Les faisceaux nerveux possèdent un véritable système de vaisseaux capillaires qui les accompagnent, expliquant les inflammations spontanées de ces parties.

La gaîne ou périnèvre est une barrière très-efficace qui protége le nerf au milieu des altérations de la peau. Nous les avons trouvés intacts au milieu d'un foyer inflammatoire, mais nous avons trouvé altérés les nerfs aboutissant à un mal perforant plantaire, et à une plaque de gangrène superficielle (pemphigus de cause nerveuse).

Vaisseaux sanguins.

Les vaisseaux de la peau sont très-importants à étudier aussi bien pour la physiologie que pour la pathologie de la peau.

Les branches artérielles arrivent au derme par sa

partie profonde. Elles rampent sous cette face, s'anastomosent entre elles, et donnent des rameaux plus petits qui montent obliquement à travers le corium jusqu'au corps papillaire, en suivant les cloisons interaréolaires et les fibres lamineuses verticales du corium. Elles n'ont pas de structure particulière.

Elles sont accompagnées dans leur trajet par les nerfs et les veines et les troncs lymphatiques avec lesquels elles forment des faisceaux vasculo-nerveux, entourées par les cellules rondes du tissu lamineux, qui leur forme une sorte d'enveloppe.

Les veines cutanées n'offrent rien de particulier ; toute l'attention doit se diriger sur les capillaires.

Système capillaire (1). — Les petites artérioles du corium donnent naissance à des capillaires, et si l'on examine le corps papillaire, on n'y trouve plus qu'un réseau capillaire. Les vaisseaux se sont subdivisés en traversant le corium, et lorsqu'ils arrivent sous l'épiderme, ils sont devenus des capillaires. Ils forment dans la base du corps papillaire du derme un réseau à mailles étroites qui donne à chaque papille une anse et quelquefois plus. L'épaisseur des parois du capillaire et la lame amorphe des papilles sépare seulement le sang de l'épiderme.

Les capillaires de ce réseau ont une membrane amorphe sur laquelle repose un épithélium allongé et régulier.

(1) Ch. Legros. J. d'anat. et de phys., 1868, p. 285, pl. XVII, fig. 2. Epithélium de l'anse des vaisseaux d'une papille de la main.

C'est ce réseau capillaire qui apporte les éléments nourriciers à l'épiderme; aussi partout où l'épiderme est très-épais, existent d'énormes papilles. C'est par ces réseau que peuvent se faire les exhalations et les absorptions gazeuses ou liquides que les physiologistes ont pu démontrer. Aussi l'importance pathologique de ce réseau est-elle considérable; c'est ce réseau qui est altéré dans les fièvres éruptives. La rapidité des modifications survenues dans ce réseau et le tissu qui l'entoure est telle que nous avons pu voir dans la scarlatine le corps papillaire donner l'aspect d'une membrane de bourgeons charnus. Ce système vasculaire est important à cause de sa généralité; tous les capillaires de toutes les papilles du corps s'anastomosent; et c'est là ce qui nous explique la forme envahissante de la plupart des maladies congestives ou inflammatoires de la peau : l'érysipèle par exemple (1).

Mais, à côté de ce réseau commun à toute la peau, se trouvent des réseaux non moins importants, mais circonscrits à chaque poil et à chaque glande et aux nerfs eux-mêmes. C'est ainsi que la gaîne lamineuse du poil présente un réseau capillaire très-abondant qui s'étend sur les glandes sébacées. C'est ce réseau circonscrit qui s'enflamme dans l'acné consécutive à la rétention du produit d'une glande sébacée; et il est permis de voir à côté du foyer inflammatoire, limité en général par les faisceaux musculaires, la

(1) Cadiat. Erysipèle phlegmoneux. J. d'anat. et de physiol. de Ch. Robin, août 1874, p. 418.

glande sudoripare complètement intacte, preuve de son indépendance vasculaire.

Les glandes sudoripares reçoivent des artères une petite branche qui se résout en fins capillaires, qui forment un réseau très-serré entourant les tubes glandulaires, et les accompagnant dans toute leur longueur jusqu'au corps papillaire. C'est ainsi que s'établit une communication entre le réseau papillaire et la profondeur du derme.

Les glomérules des glandes se trouvent ordinairement logés au milieu des lobules graisseux, et quelques capillaires traversent la masse graisseuse pour leur parvenir. C'est là ce qui a fait croire que la graisse était très-vasculaire ; et si l'on s'en rapportait à la figure de Kölliker le tissu adipeux serait le plus vasculaire de toute l'économie. Mais nous nous sommes assuré à plusieurs reprises et par des injections fines que la graisse de l'adulte n'a point la vascularité qu'on lui décrit ; elle possède quelques ramuscules spéciaux, nécessaires à l'entretien de sa vie ; mais le plus grand nombre de vaisseaux qui la traversent ne lui sont pas destinés et vont se rendre les uns aux glandes, les autres aux corps papillaires. (Voir pl. I, fig. 7.) Du reste, il serait contraire aux lois du développement de voir des éléments, ayant subi une évolution complète, des éléments, où la vie est déjà ralentie, où la matière organisée est remplacée par des corps organiques, être pourvus d'un nombre de vaisseaux plus considérable que les parties du corps dont la vie est la plus active. Il est vrai que dans les inflammations le tissu adipeux est envahi par les nouveaux éléments de tissu cellulaire ; mais c'est plutôt à cause de la dépressibilité de ce tissu qu'il s'y fait des accumulations de nouveaux éléments.

En un mot, la graisse des lobules adipeux (1), de même que le tissu lamineux serré du corium, sont traversés par des vaisseaux qui ne leur sont pas destinés, et ils n'en reçoivent qu'un petit nombre de ramuscules.

Vaisseaux lymphatiques.

Les vaisseaux lymphatiques de la peau sont un sujet d'étude fort instructif, surtout à cause de l'importance physiologique et pathologique qu'on leur a donnée dans ces derniers temps.

Les troncs et les capillaires lymphatiques sont bien connus depuis longtemps (2).

Les troncules et troncs lymphatiques de la peau suivent un trajet déterminé, et se dirigent vers des ganglions connus. Ils ont une structure qui les rapproche beaucoup des veines. L'épithélium des lymphatiques est seulement différent; c'est un épithélium de la variété lamellaire avec un noyau. Par ses bords, qui sont festonnés, il est la caractéristique des vaisseaux lymphatiques comme la cellule hépatique l'est du foie. On admettait jusqu'ici que le capillaire lymphatique siégeait au-dessous du ré-

(1) Dict. encyclopédique, Ch. Robin, art. Adipeux et Lamineux.
(2) Voir les traités classiques français.

seau capillaire sanguin superficiel, en formant des réseaux d'une abondance proportionnelle à celle des vaisseaux sanguins. Hoggan (1), au Congrès de Genève, a démontré, comme M. Sappey, l'existence de lymphatiques beaucoup plus fins sur les papilles mêmes.

Les vaisseaux lymphatiques capillaires sont formés d'une membrane propre qui supporte à son intérieur des épithéliums analogues à ceux que nous avons décrits pour les troncs lymphatiques. M. Robin, qui en a donné une excellente description, fait remarquer la grandeur de leur diamètre, leur irrégularité de forme, et enfin cet épithélium de forme spéciale qui est la signature de ces vaisseaux. D'autres auteurs ont admis qu'autour de la membrane interne du vaisseau, il existait une couche de cellules musculaires ramifiées (2).

Renaut a insisté sur la forme étoilée de ces vaisseaux et sur la bordure de fibres élastiques qui les limite extérieurement. Leur grand diamètre et leur forme étoilée sont sûrement une présomption de la nature lymphatique de ces vaisseaux, mais nous pensons qu'il faut pour en être plus sûr, constater la forme des éléments de la membrane interne, éléments épithéliaux.

Nous touchons à la question difficile des origines

(1) G. Hoggan and Frances Elisabeth Hoggan. Lymphatic and their origin... From the proceedings of the Royal Society, n° 178, 1877.

(2) Flemming. Zur anat. des Kleineren Lymphgefæsse, p. 507. Archiv. für microscop. Anat., XII B., III cahier, 1876.

des lymphatiques. Il est certain que c'est au microscope qu'est réservée la solution de cet important problème. Nous n'avons pas résolu la question, mais nous voulons donner notre critique et mettre en garde contre les enthousiasmes qui ont ébloui les chercheurs de l'infiniment petit.

Plusieurs théories sont en présence : l'une admet que le système lymphatique est complètement fermé et qu'il commence par un réseau. Une autre admet que les lymphatiques communiquent avec le système vasculaire sanguin, mais par des extrémités déliées qui ne laisseraient passer que de la sérosité, théorie de Magendie, combattue d'abord, puis reprise par M. Sappey. Une autre hypothèse soutenue par M. Ranvier admet que les origines des lymphatiques sont des bouches ouvertes, communiquant largement avec ce que l'on a appelé « espaces du tissu conjonctif. C'est cette dernière surtout dont nous voulons nous occuper. Voici sur quoi elle se base :

Les capillaires intra-dermiques lyphatiques (Cornil et Ranvier, Manuel d'histologie path., p. 1175), « ne sont à leur origine que des fentes étoilées, comprises entre l'écartement des faisceaux conjonctifs entrecroisés du chorion, bordés d'un fin réseau élastique, et tapissé d'un endothélium continu, découpé en jeu de patience sur ses bords. » « Ces capillaires semblent communiquer librement sur les mailles du derme, ou plutôt ne sont autre chose que des espaces stellaires du tissu conjonctif, qui commencent à se modifier pour former des voies lymphatiques. »

Le principal argument qui démontre la communication se trouve (page 580, *loc. cit.*) « Il suffit qu'on arrive à injecter quelques vaisseaux lymphatiques en poussant la masse au milieu du tissu conjonctif, pour qu'on puisse admettre que ces vaisseaux s'ouvrent directement dans le vaste espace cloisonné qui représente le système conjonctif du corps. »

La preuve tirée de l'injection de la masse est bien incertaine, on peut injecter les lymphatiques par les vaisseaux sanguins (expériences de Mascagni) et cependant personne n'admet que les capillaires s'ouvrent dans les vastes espaces cloisonnés.

Il n'est même pas sûr qu'il existe des cavités entre les fibres lamineuses. M. Robin admet qu'une substance amorphe réunit tous ces éléments. Ces espaces ont été découverts en injectant brusquement des liquides au milieu des fibres lamineuses, de façon à dissocier les autres éléments, dissociation tant reprochée à M. Robin. On ne nous refusera pas qu'il puisse y avoir ici quelque chose d'artificiel.

Les preuves tirées de la pathologie ne sont pas convaincantes non plus. Est-ce parce qu'on a vu des lymphatiques dilatés dans l'œdème chronique de la peau, que cette communication est prouvée, mais alors pourquoi les ganglions lymphatiques n'augmenteraient-ils pas de volume dans l'œdème de même que le foie dans les stases veineuses consécutives aux maladies du cœur.

L'argument qu'on peut tirer de la présence des cellules lymphatiques dans les espaces du tissu conjonctif ne supporte pas davantage l'examen (page 436, ouvrage cité) : « On observe deux espèces de cellules, les unes situées le long des faisceaux du tissu conjonctif sont grandes, plates, comme les cellules épithéliales des séreuses, et contiennent un noyau légèrement aplati dans lequel on observe un ou plusieurs nucléoles. Les autres cellules paraissent complétement libres ; elles ont tous les caractères des globules blancs du sang ou cellules lymphatiques. » Il y a là une confusion entre des éléments très-différents, le globule blanc du sang et la cellule de tissu lamineux dont la forme et les réactions sont différenciées dans les traités d'histologie. On est vraiment étonné des efforts d'imagination qu'il faut pour comprendre comment un si petit nombre d'éléments que les globules blancs du sang jouent un si grand rôle. Ils guérissent les plaies et forment les abcès. Ils ont la propriété de se mouvoir et de perforer des membranes résistantes. Il est vrai que les membranes présentent, en certains points, des stomates bivalves. (Traité technique histologique, p. 388.)

Après avoir supposé que les cellules lymphatiques ou leucocytes étaient douées de propriétés régénératrices, on a été jusqu'à admettre que les cellules du feuillet moyen n'étaient que des leucocytes ou cellules lymphatiques (Ranvier, Traité technique d'histologie, 3e fasc., p. 402.) N'en fera-t-on pas quelques jours des corpuscules fécondateurs ?

Mais tout en combattant les origines des lymphatiques dans les espaces stellaires, nous tenons compte de l'importance physiologique et pathologique de ces vaisseaux. Ils absor bent, par osmose, des liquides, ils semblent pouvoir transporter des éléments solides, lorsqu'ils ont été introduits accidentellement dans leur cavité. M. Robin a trouvé dans les ganglions de deux suppliciés, du charbon qui provenait d'un tatouage du bras. (Ch. Robin, obs. anat. et phys. faites sur un supplicié par décollation. Journal d'anat. et phys., p. 464, 1869. — Renaut, thèse sur l'érysipèle. — Troisier, de la lymphangite pulmonnaire cancéreuse. (Lancereaux anatomie pathol., 417). Ils sont la voie d'inoculation de la plupart des produits septiques, et de propagation des cancers.

CHAPITRE III

Age de vieillesse. (Fig. 9.) (1).

Nous n'insisterons pas sur la difficulté de préciser l'époque de la vieillesse. Il ne faut pas confondre vieillesse de la peau elle-même avec vieillesse de l'élément lui-même ; les éléments ont une existence assurément bien plus courte que la vie de l'individu dont ils contribuent à former le corps.

Ce qui caractérise la période de vieillesse pour la peau, c'est la difficulté de la nutrition des éléments, la difficulté de leur régénération et le désordre de leur régénération.

(1) Isidor Neumann. Die Krankheiten, 1869, p. 286.

Epiderme. — La couche cornée est modifiée dans sa composition et dans son épaisseur, qui est en général diminuée, plus rarement augmentée. Dans les deux cas, les cellules sont moins transparentes; elles se détachent par écailles furfuracées ou beaucoup plus souvent par lamelles.

La couche des cellules polygonales est presque toujours diminuée d'épaisseur; elle est souvent constituée par un seul rang de cellules.

La couche profonde de l'épiderme, couche formatrice, existe toujours d'une façon très-distincte. Les cellules sont souvent surchargées de granulations pigmentaires; en d'autres endroits, les corpuscules colorés ont complétement disparu. On observe que ces cellules sont en général atrophiées, et l'infiltration de corpuscules colorés révèle une évolution plus lente des cellules.

Mais aussi il n'est pas rare de voir cette couche pousser des végétations intérieures, véritables involutions tardives, renflées en massue. Ces végétations se rencontrent dans les épaississements noirâtres de la peau du vieillard. Elles nous indiquent déjà une tendance à la prédominance du tissu épidermique ; elles sont le prélude des bourgeons cancéreux. (Pl. II, fig. 14).

Derme. — Le corps papillaire s'est atrophié sur presque tout le corps, le corium lui-même a diminué d'épaisseur. On est au premier abord frappé par la disparition presque complète des noyaux du tissu lamineux. Les fibrilles du tissu conjonctif ont diminué de volume, sont grêles, moins transparentes (mesure 0^{mm},005). Les fibres élastiques elles-mêmes, malgré leur résistance, sont atrophiées dans l'âge avancée de la vie. (Obs. pers., femme, 84 ans.)

Les *fibres lisses musculaires* ont subi le sort des faisceaux musculaires striés ; elles ont diminué de de nombre et même disparu. C'est à la diminution de volume des fibres lamineuses qu'est dû l'amincissement de la peau. La disposition des fibres lisses nous semble être la cause de la perte de la tonicité cutanée chez les vieillards. Il semble que la peau est trop large pour les membres qu'elle enveloppe et elle conserve le pli qu'on veut bien lui donner. La tonicité commence à disparaître précisément dans les points où l'on rencontre à l'état adulte le moins de fibres lisses, la face dorsale des mains.

Les vaisseaux capillaires ont presque toujours leurs parois altérées par la dégénération graisseuse ou pigmentaire de leurs cellules épithéliales.

Le *pannicule adipeux* a presque toujours complètement disparu, et on ne trouve plus que quelques vésicules adipeuses amaigries présentant une enveloppe plissée, séparée par un liquide incolore de son contenu huileux, ce qu'on ne rencontre jamais dans les vésicules adipeuses arrêtées dans leur développement ni à aucune phase de leur évolution ascendante. (Ch. Robin).

Les *glandes sudoripares* ont diminué de volume, leur tube excréteur est dévié de sa direction. Les cellules du glomérule sont infiltrées de graisse ou de pigment.

Les *poils* sont dans la plupart des cas diminués de volume et blanchis, d'autre fois la chute du poil a lieu. La diminution de volume du cheveu résulte à la fois de l'atrophie du corps papillaire, de l'altération des capillaires, de l'épaisseur moins grande de la couche de cellules épithéliales de Malpighi. Le cheveu se présente avec ses trois couches atrophiées, et les cellules centrales de la moelles sont incolores. Le blanchissement des cheveux est le résultat de l'atrophie du pigment des cellules qui tapissent la papille. On lui a attribué aussi pour cause la pénétration de l'air dans la cavité médullaire, ce qui paraît être bien discutable.

La calvitie résulte de l'atrophie du corps papillaire.

Les *glandes sébacées* sont souvent atrophiées ; leur contenu est toujours moins liquide qu'à l'état adulte : aussi sont fréquentes à cette époque les tannes, loupes, etc.

CHAPITRE IV.

Remarques topographiques.

(Voyez la Pl. III avec l'explication).

La structure générale de la peau ne se modifie que peu suivant les divers points du corps.

Ce chapitre a été rédigé surtout dans le but d'expliquer certaines formes pathologiques.

Face. — La peau de la face, du front et des joues est remarquable par la minceur du revêtement épithélial en général, de la couche cornée en particulier, et par l'abondance du réseau élastique dans son corps papillaire.

Ce réseau est formé de fibres élastiques larges et aplaties. Dans le cas d'amaigrissement des faisceaux lamineux, chez les cancéreux, le réseau élastique devient visible : n'est-il pas permis de penser que c'est là une des causes de la teinte jaune-paille. A l'état normal il est caché par un réseau vasculaire abondant qui colore la peau.

Cuir chevelu. — Le cuir chevelu est remarquable par l'abondance des cheveux qui déterminent son épaisseur ; les faisceaux lamineux de cette région sont très volumineux et très-nombreux, formant une couche très-épaisse.

Le corps papillaire est très-mince, il s'atrophie quelquefois et avec lui la papille, ce qui amène la chute des cheveux ; la peau devient alors lisse mince et polie. Le fibres lisses sont très-abondantes ; dans la vieillesse elles s'atrophient et ne font plus sortir les produits sébacés qui s'accumulent et constituent les kystes sébacés.

Face postérieure du tronc. — Les trois couches épidermiques offrent peu d'épaisseur ; le corps papillaire est peu développé, les poils rudimentaires, mais les glandes sébacées volumineuses : d'où vient la fréquence des acnés, des tannes, etc. Le tissu lamineux est très épais ; dans sa profondeur il forme de petites aréoles dont les cloisons sont très-épaisses. Les glandes sudoripares sont d'une fréquence moyenne dans cette région, elles offrent un très-long conduit proportionné à l'épaisseur du corium, et leur glomérule est situé parfois au milieu du tissu fibreux, mais plus souvent dans une de ces petites aréoles du tissu adipeux. Le furoncle n'est il pas dû à l'étranglement du lobule adipeux dans sa loge fibreuse?

Toute la portion du derme qui s'étend depuis ces premiers lobules adipeux jusqu'à l'épiderme est sphacélé et constitue le bourbillon de l'anthrax et du furoncle. (Ch. Robin. Dictionnaire, art. Furoncle.)

La *peau des membres inférieurs* n'offre rien de spécial, excepté ses muscles très-abondants et sa grande abondance de fibres élastiques ramifiées.

La peau de la face antérieure du *genou* est remarquable par la vascularité de son corps papillaire, par la longueur des papilles, la rareté des poils et des glandes sébacées et des glandes sudoripares, et enfin par l'épaisseur de sa couche cornée. La région est toute préparée pour le développement du psoriasis qui s'accompagne du développement des papilles et d'une exfoliation épidermique exagérée.

La peau de la face externe des *avant-bras* présente comme celle des membres inférieurs un grand nombre de fibres lisses qui se contractent dans la peau ansérine.

L'*aisselle* possède un revêtement corné très-épais, des glandes sébacées peu volumineuses autour des poils bien développés. Le volume des glandes sudoripares est assez considérable pour que M. Ch. Robin en ait fait une classe spéciale. Les tubuli glandulaires ont un diamètre double de l'état habituel; les cellules épithéliales sont pavimenteuses, chargées de pigment et de granulations graisseuses. Ces glandes sont très-rapprochées, elles reposent dans le tissu cellulaire sous-cutané; aussi les furoncles de ces glandes prennent-ils l'aspect de petits abcès dits tubériformes.

Main. — Cette étude doit être divisée en deux parties, face dorsale et face palmaire. La dorsale n'a rien de particulier, excepté chez le vieillard.

Face palmaire. — La couche cornée est remarquable par son épaisseur qui s'augmente sous l'influence du travail; cette couche est traversée par les conduits excréteurs des glandes sudoripares qui décrivent plusieurs tours de spire. Un épithélium particulier tapisse ces conduits d'après Unna. Le corps papillaire se montre dans toute sa beauté; les papilles rangées en séries sont nombreuses et volumineuses. Elles contiennent presque toutes des corpuscules terminaux nerveux de Meissner, quelquefois deux ou trois superposés.

Au-dessous est la couche des fibres lamineuses traversée par des glandes sudoripares, et enfin plus profondément le tissu cellulo-adipeux dans lequel plongent les glandes. Ce tissu est divisé en aréoles par de lâches cloisons qui limitent l'inflammation, comme les aréoles du dos par exemple. Le panaris phlegmoneux pourrait bien, à notre avis, commencer par les glandes sudoripares comme le furoncle, mais suivre une marche différente en raison de l'épaisseur du chorion et de la forme du doigt. Le corps papillaire serait le siége du panaris phlycténoïde.

CHAPITRE V.

Physiologie des éléments de la peau.

Epithéliums.

Les cellules épithéliales possèdent une véritable existence propre. On peut constater des phénomènes de nutrition et de reproduction.

La cellule épithéliale se nourrit par les liquides au contact desquels elle se trouve ; comme elle ne possède pas de pores, c'est par une sorte de dialyse que les liquides franchissent ses parois. Les principes nourriciers de la cellule lui viennent du sang, mais aucune de ces cellules n'a de rapports directs avec le sang, toutes sont séparées par une couche de tissu lamineux. C'est une des propriétés remarquables de cet ordre d'éléments de pouvoir se nourrir à distance de ses sources nutritives.

Lorsque les cellules sont sur un seul rang comme le feuillet externe, les phénomènes nutritifs se conçoivent facilement. Mais cette cellule se segmente (Schwann. Vogt. Coste. Ch. Robin, Anat. et Physio. cell., p. 198), et la nouvelle cellule sera placée entre l'ancienne et le vaisseau, ce qui augmente la distance des sucs nourriciers. Néanmoins, la cellule mère s'accroît et son corps se développe ; mais lorsque deux ou trois autres générations successives l'auront repoussée au troisième ou quatrième plan, l'absorption des principes nourriciers sera difficile, la vie de l'élément sera compromise.

La cellule épithéliale s'aplatit, se racornit, et forme les cellules de la couche cornée, qui jouissent de propriétés vitales peu actives, mais d'une grande résistance. Ou bien si la peau est maintenue dans une humidité constante, l'épiderme macère et forme un enduit d'apparence sébacée, mais en réalité constitué par une accumulation de cellules épithéliales ayant subi une sorte de putréfaction. La glande sébacée doit être considérée comme un repli cutané dont les épithéliums cornés subiraient l'infiltration graisseuse.

Le principe organique distinctif de l'épithélium est la mucosine. Ce principe n'est en général pas transsudé hors des cellules épithéliales de la peau, mais dans les cas pathologiques la mucosine distend les cellules. (Diphthérie et variole.)

Divers agents extérieurs agissent sur la nutrition de la cellule. La couche cornée s'épaissit par les pressions répétées (callosités professionnelles).

Les cellules cornées, grâce au vernis fourni par les glandes sébacées, résistent à l'absorption des virus, des venins, de l'eau. Les acides concentrés, les alcalis détruisent cette couche.

Les parasites végétaux, dont le plus redoutable est l'Achorion schœnleinii, détruisent la cellule épithéliale en raison de leur avidité pour les liquides. Ils dessèchent l'épithélium et le détruisent jusqu'au sommet des papilles. (Soc. anat., 1875, p. 375.)

M. Ch. Robin pense que l'épithélium naît dans une couche amorphe intermédiaire au derme et à l'épiderme. Des noyaux se déposent dans cette masse, et bientôt se produit autour de chaque noyau une segmentation qui limite les corps cellulaires. (Ch. Robin. Traité d'anat. et phys. cellul., page 204.) Nous avons constaté, pendant la période du développement, que la couche génératrice et les bourgeons qui en naissent se présentent souvent sous cet aspect, et qu'il est difficile de voir le contour des cellules. Il est certain qu'un certain nombre de noyaux de la couche génératrice présentent le phénomène de scissiparité chez l'embryon et chez l'adulte. Chez l'adulte il semble que cette scissiparité se fasse verticalement. Les noyaux sont ovales au lieu d'être ronds comme chez l'embryon. Nous avons trouvé deux noyaux dans une seule cellule.

Pour prouver l'existence individuelle des cellules épithéliales nous rappellerons l'expérience de la greffe épidermique à laquelle se rattache le nom de Reverdin. Un lambeau d'épiderme de 1 ou 2 millimètres carrés en surface est enlevé sur une lancette, transporté rapidement et appliqué par la surface de section sur des bourgeons charnus. L'expérience peut se faire d'un individu sur lui-même, ou sur un autre, ou d'un animal à l'homme. Or les cellules transportées ne perdent pas leurs propriétés vitales, elles empruntent des liquides nourriciers aux vaisseaux des bourgeons charnus et continuent à vivre bien qu'ayant été enlevées à leur milieu, séparées de leurs liquides nourriciers.

Ce phénomène de la greffe n'est pas spécial au tissu épithélial. La chirurgie a mis à profit cette propriété qu'ont la plupart des éléments de vivre hors de leur milieu pendant quelque temps, et de se greffer à d'autres parties. C'est à cette propriété qu'est due la réunion par première intention, à laquelle contribuent l'épiderme, le derme, le tissu adipeux, le tissu cellulaire sous-cutané, les muscles, etc. Mais il suffit que quelques cellules épithéliales, quelques cellules du tissu lamineux, quelques globules du sang aient été frappés de mort pour que la réunion n'ait pas lieu. On a dans ces derniers temps beaucoup insisté sur les méthodes d'opération et de pansement antiseptiques. Il est hors de doute que le contact d'un air ou d'un liquide rempli de végétaux et d'animaux inférieurs ne peut qu'être préjudiciable à la vie des cellules mises à nu dans une plaie.

On a voulu aussi greffer toute l'épaisseur de la peau, mais les succès sont moins fréquents.

Communication orale de M. Nicaise.

Une première fois j'ai appliqué sur une plaie couverte de bourgeons charnus un lambeau de peau enlevé sur un membre amputé à l'instant même. L'adhérence s'établit parfaitement et la peau vécut quatorze jours, mais le quinzième elle devint subitement le siége d'un œdème violacé et tomba en gangrène.

Dans un autre cas, l'existence du lambeau greffé fut encore moins longue, elle ne dura que 8 jours. Le lambeau avait été pris sur un lapin, les poils tombèrent d'abord, et enfin parut l'œdème violacé.

En 1875, de Wecker (1) présenta à la Société de chirurgie une paupière qu'il avait restaurée par une succession de greffes cutanées qui avaient réussi.

La greffe cutanée ne doit donc pas être absolument abandonnée, bien qu'elle ne donne pas le succès qu'on en attendait.

Derme.

De même que les éléments épithéliaux, les éléments du derme se nourrisssent par absorption. Les éléments dont l'activité nutritive est la plus grande sont les cellules rondes du tissu lamineux, qui ont conservé avec leur forme leurs propriétés de la période embryonnaire; la nutrilité décroît ensuite dans les corps fusiformes, les fibres lamineuses. Les fibres élastiques sont au dernier rang. La cellule de la graisse elle-même est au rang des éléments dont la nutrition est peu active.

Les cellules rondes du tissu lamineux se nourrissent aux dépens des liquides sanguins; ces cellules évoluent rapidement chez l'embryon et deviennent des corps fusiformes; chez l'adulte elles peuvent rester longtemps stationnaires, et c'est sous l'influence d'un

(1) Habran. Union médicale et scientifique du nord-est, 1877. Des greffes dermo-épidermiques dans le traitement des brides cicatricielles, p. 39.

afflux vasculaire plus considérable qu'elles se développeront. C'est par ces cellules que se régénère le tissu du derme; c'est cette cellule qui multiplie et forme les nodosités de la lèpre, les plaques de sclérodermie. Ces cellules se produisant très-facilement, les tumeurs formées de ces éléments ont une marche très-rapide et sont extrêmement graves.

Les corps fusiformes se nourrissent par le même mécanisme d'absorption, mais ils ont perdu la propriété de se reproduire et ils resteront dans le *statu quo* ou aboutiront à la fibre lamineuse.

Les tumeurs qui sont formées de ces éléments sont encore graves, mais marchent plus lentement.

La fibre lamineuse qui constitue la charpente du derme a une vitalité peu active. Elle ne possède pas la propriété reproductive. Elle résiste en revanche aux causes de destruction, aux tractions. Elle forme la charpente du derme, lui donne sa résistance aux tractions en même temps que sa flexibilité; les faisceaux lamineux sont d'autant plus volumineux qu'il s'agit d'un sujet plus jeune (mesure $0,^{mm}04$) : ils sont très-grêles chez le vieillard (mesure $0,^{mm}008$, $0,^{mm}005$).

Les fibres élastiques ont une vitalité encore moins active que celles des fibres lamineuses. Elles offrent encore plus de résistance aux diverses causes de destruction, l'acide azotique ne les attaque pas, elles possèdent la propriété de l'élasticité.

Les fibres musculaires situées dans l'épaisseur du derme, au point de vue de leur phénomène de nutrition, suivent la loi commune. Ces muscles se contractent sous l'influence du froid, de l'électricité, des émotions, la chaleur les relâche (1). C'est surtout sur la fibre musculaire qu'on a pu calculer le temps qu'un élément pouvait vivre séparé des influences nerveuses, et privé de ses sucs nourriciers. La contractilité de ces fibres persiste huit à dix heures après la mort, comme nous avons pu le voir chez un supplicié. A la tonicité de ces muscles, est due la tonicité cutanée. Ces muscles en se contractant ont une action que nous avons déjà décrite sur les glandes, mais en considérant l'action des fibres qui entourent les vaisseaux on trouve qu'ils ont une importance beaucoup plus grande, car ils règlent le calibre des vaisseaux et le débit des principes nourriciers. Tout le mécanisme de l'influence nerveuse s'exerce par les fibres musculaires lisses du système nerveux. « Avec ces deux seuls modes d'action, resserrement « ou dilatation des vaisseaux, le système nerveux « gouverne tous les phénomènes chimiques de l'or- « ganisme. » (Cl. Bernard.)

L'importance du derme réside en effet dans les vaisseaux, l'épiderme est modifié par les changements survenus dans le réseau vasculaire du corps papillaire. Si l'afflux des liquides cesse il se nécrose et desquame; si l'afflux augmente, il s'hypertrophie et s'épaissit (exemple mal perforant, callosités); les éléments du derme subissent eux-mêmes l'influence des troubles vasculaires, comme l'épiderme, ils se nécrosent ou se multiplient.

(1) Brown-Sequard. Soc. de phys. 1849-1850. Sur la chair de poule.—Ch. Robin, Journal de l'anat. et de la phys., 1869, p. 469.

Remarques. — Du moment que les feuillets du blastoderme sont constitués, ils évoluent isolément, c'est dire que jamais l'épiderme ne formera du derme, et inversement.

Il existe dans l'épiderme des éléments ayant la propriété de se reproduire, qui forment une couche continue. Dans le derme, ces mêmes éléments existent aussi, mais disséminés autour des vaisseaux.

L'évolution de l'épiderme précède toujours celle du derme, et les vaisseaux ne se développent que consécutivement à la formation de l'organe. C'est un fait sur lequel M. Robin a insisté souvent, et qui se rencontre pour le système nerveux cérébro-spinal, pour les cartilages d'ossification, etc.

On doit tenir compte de la connaissance des feuillets blastodermiques même dans les cas pathologiques. Lancereaux (anatomie path.), insiste aux raison sur l'importance d'une classification basée sur les données embryogéniques. Avec cette règle, on ne fera pas naître l'épithélium d'un cancer aux dépens du feuillet moyen. (Consultez Ch. Robin et Littré. Dict. art. Tumeurs. Voyez Pl. II, fig. 14 et explic.).

CHAPITRE VI

Régénération.

Lorque l'épiderme seul a été détruit par une cause physique ou chimique, sa régénération se fait rapidement par la multiplication de la couche profonde ou génératrice de l'épiderme.

Lorsque le derme a subi aussi les atteintes de la cause vulnérante, les phénomènes ne sont plus aussi simples. Les phénomènes de la régénération ne commenceront dans les tissus qu'après l'élimination des éléments mortifiés dans le derme ou l'épiderme par suite des lésions des vaisseaux. Cette mortification, qui peut se produire sur une plaie nettement sectionnée, est inévitable lorsque les tissus ont été écrasés par une contusion, ou lorsque la matière organisée a été mise en contact avec un agent qui l'a transformée en corps organique, tels le calorique, les acides, les alcalis. La plaie qui est débarrassée des éléments mortifiés semble couverte d'une membrane rosée et bourgeonnante, et à cette membrane succèdera la cicatrice.

La membrane des bourgeons charnus était jusqu'ici considérée comme formée aux dépens du derme seulement par multiplication des cellules rondes qui entourent les vaisseaux.

Quelques auteurs ont même pensé que les globules blancs de sang constituaient les éléments de bourgeons charnus, et l'organisaient. (Billroth). Nous ne reviendrons pas sur la fausseté de cette hypothèse. Il est certain, néanmoins, qu'un certain nombre de globules blancs du sang peuvent être mélangés aux éléments nucléaires du tissu lamineux.

Le revêtement épidermique n'aurait été régénéré que beaucoup après le derme. Cette régénération se serait faite de la périphérie vers le centre et cette cuticule blanchâtre, qui entoure les plaies en voie de cicatrisation aurait marqué les limites du revêtement épidermique.

Or la membrane des bourgeons charnus est formée par les éléments embryonnaires du tissu lamineux, agglomérés par une substance amorphe demi-fluide. Des vaisseaux nouveaux se développent au milieu de cette masse. Mais dès que la membrane des bourgeons charnus apparaît, elle est couverte d'une couche épidermique née de l'épiderme des bords de la plaie. Ce fait résulte des recherches de M. Cadiat, nous avons pu nous-même en vérifier l'exactitude. Il existe une couche d'épiderme, très-nette sur des bourgeons charnus d'une plaie rouge. Ce n'est du reste pas le seul exemple d'un épiderme épais, laissant voir par transparence les tissus sous-jacents, et ce développement précoce des couches épidermiques est tout à fait en rapport avec les idées que nous avons tirées de l'étude de l'embryogénie, et de l'état adulte, à savoir l'activité génératrice de l'epithélium. S'il se produit quelquefois des îlots épidermiques blancs au centre des plaies, il n'en faut pas chercher ailleurs l'explication, ils ne sont pas une transformation du tissu cellulaire.

Comment la greffe épidermique agit-elle ? Il n'est pas exact de dire qu'elle donne naissance à l'épithélium puisqu'il est préexistant, et que Reverdin n'a jamais constaté de travail de multiplication dans les greffes qu'il a pu étudier. Devrons nous admettre la force catabiotique? Nous rejetons d'abord comme irrationnelle, la notion de formation des épithéliums cutanés aux dépens du feuillet moyen, nous ferons remarquer ensuite que l'épithélium est né sans y être invité par cette force. De plus nous trouvons qu'il est difficile de saisir l'analogie qu'il peut y avoir entre des phènomènes chimiques et des phénomènes vitaux. Pour nous, nous considérons la greffe comme un curieux exemple de vitalité individuelle des éléments, nous ne croyons pas qu'elle ait une action génératrice, mais elle constitue un moyen de protection vivant des bourgeons charnus.

Peu après que la cuticule cornée a recouvert la cicatrice, lorsque la plaie est fermée, commence la transformation des éléments nucléaires du tissu lamineux en corps fusiformes, la matière intercellulaire disparaît, les vaisseaux s'atrophient (1). Il se produit la pâleur de la cicatrice et la rétraction cicatricielle qui continue pendant plusieurs années.

Les fibres lamineuses sont régénérées dans les cicatrices, mais souvent elles offrent une disposition irrégulière, enroulée (2). C'est là l'origine de certaines tumeurs cutanées dites molluscum, qui sont constituées de tissu lamineux et ont une origine cicatricielle (Remy Ch. Soc. anat. 1875, sur le fibrôme molluscum).

Le corps papillaire ne se reproduit pas. D'où l'aspect lisse des cicatrices et l'amincissement quelquefois extrême de la peau.

Les cellules des vaisseaux et les corps fusiformes

(1) Wiwodzoff. Etude expérimentale sur les différents phénomènes qui se passent dans la cicatrisation des plaies par première intention, p. 131, pl. XII-XIII-XIV. Journal d'anat. et de phys., Ch. Robin et Pouchet, 1868, p. 131.

(2) Ch. Robin. Dict. encycl. des sciences, art. Lamineux, p. 242.

du tissu lamineux se chargent de granules de matière colorante jaune du sang. C'est à cela qu'est due la pigmentation de certaines cicatrices.

Le revêtement épithélial est très-modifié. Il consiste en un seul rang de cellules épithéliales génératrices recouvert de la couche cornée. La couche intermédiaire des cellules polygonales n'existe plus ou est réduite à quelques cellules déjà aplaties comme celle de la couche cornée. Ce qui est dû certainement à la diminution de calibre des vaisseaux.

Le pigment ne se reproduit pas, il en est de même des poils et des glandes sudoripares.

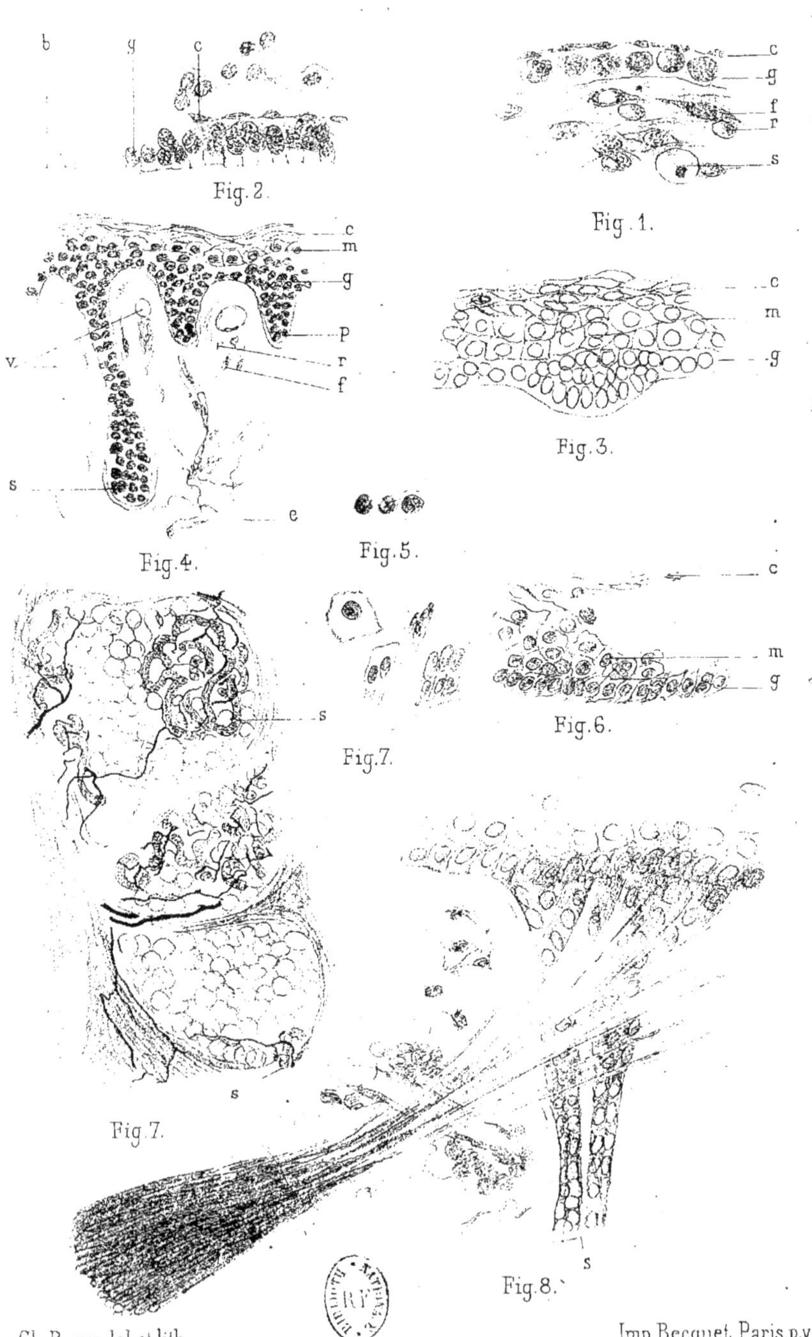

Ch. Remy del. et lith.

Imp. Becquet Paris, p.v

Anatomie de la Peau

EXPLICATION DES PLANCHES

Planche I.

Fig. 1. — Gros. 700 D. Peau d'un embryon humain long de 2 centimètres.

c. Cuticule épidermique. *g*. Couche de cellules épithéliales dite génératrice. Ces deux couches représentent le feuillet externe du blastoderme.

r. Cellule ronde du feuillet moyen du blastoderme. *f*. corps fusiforme embryonnaire.

s. Globule sanguin.

Fig. 2. — Peau d'un embryon long de 10 centimètres.

c. Cuticule dont les cellules sont vues de face et de profil.

g. Couche génératrice formée par des cellules qui sont en voie de multiplication. *b*. basement-membrane.

Fig. 3. — 480 D. Fœtus de 4 mois, cuir chevelu.

c. Couche cornée de l'épiderme. *m*. Cellules polygonales; couche de Malpighi. *g*. Couche génératrice qui s'épaissit pour former un bourgeon, phénomène appelé involution.

Fig. 4. — 260 D. Fœtus de 18 centimètres. c. *m*. *g*. comme fig. 3. *p*. Papille épidermique. *g*. Glande sudoripare. *r*. Cellule ronde du derme. *f*. Corps fusiforme. *e*. fibres élastiques. Des filaments déliés et rectilignes représentent les fibrilles lamineuses. *v*. vaisseaux sanguins.

Fig. 5. — 700 D. Cellules épithéliales qui composent les bourgeons papillaires et sudoripares, qui semblaient à faible grossissement formés d'une masse amorphe semée de noyaux.

Fig. 6. — 480 D. Couche épidermique de l'adulte. *c*. Couche cornée. *m*. Couche de Malpighi. *g*. couche génératrice.

Fig. 7. — Cellules de la couche génératrice avec deux noyaux, les unes libres, les autres adhérentes à la basement-membrane; une cellule de la couche de Malpighi à parois dentelées.

Fig. 7. — Coupe du pannicule adipeux d'un doigt pour montrer que la graisse de l'adulte est peu vasculaire et que les vaisseaux qui la traversent se rendent aux glandes. Les vaisseaux sont marqués au trait noir. *s*. Glande sudoripare.

Fig. 8. — Terminaison des fibres musculaires lisses par des fibrilles de fibres lamineuses qui constituent de petits tendons. Cette figure contient un vaisseau entouré de cellules rondes. *s*. Glande sudoripare.

Planche II

Fig. 9. — 480. E. Bourgeon épithélial piligène, né de la couche épidermique *g*. génératrice. D. Bourgeon dermique correspondant.

Fig. 10. — Basement-membrane du bourgeon piligène isolée.

Fig. 11. — Bourgeon piligène qui montre l'arrangement des cellules de la couche génératrice et leur allongement vertical.

Fig. 12. — Bourgeon d'une glande sébacée avec sa basement-membrane.

Fig. 13. — Figure sur laquelle on peut suivre la couche cornée de l'épiderme, s'enfonçant dans la gaîne du cheveu (écailleuse au-dessus de la glande sébacée, transparente au-dessous), puis se réfléchissant pour envelopper le cheveu. *s*. Glande sébacée avec sa membrane amorphe. P. Allongement des cellules épithéliales qui forment le poil. Les couches de Henle et de Huxley sont des subdivisions de la couche cornée de l'épiderme de la gaîne ; elles peuvent s'expliquer par la modification des cellules cornées ; les unes sont tout à fait aplaties, comme c'est la règle ; les secondes ont, par exception, conservé leur forme quadrangulaire. Ce cheveu est pris à la périphérie d'une zone de calvitie sur un homme d'environ 40 ans.

Fig. 14. — Coupe de la peau d'une femme de 83 ans qui présentait, de distance en distance, sur la face dorsale des mains et des avant-bras, des plaques surélevées d'un diamètre de 1 centimètre, à bords mal limités, irréguliers, mais qui étaient uniformément colorées en brun foncé. Les plaques étaient composées de prolongements en forme de massue partis de la couche génératrice, véritables involutions tardives rappelant les involutions fœtales. Les cellules de ces involutions sont gonflées et dilatées par l'accumulation du pigment. Qu'on suppose ces involutions évoluant plus activement, on aura les bourgeons épithéliaux du cancer. La règle du développement isolé des éléments des feuillets du blastoderme est observée dans ce cas ; l'épiderme seul bourgeonne, et le derme n'offre aucune modificaion correspondante, ce qui est bien contraire à l'opinion qui faisait naître l'épiderme du derme. Au contraire, chaque fois qu'il s'opère un travail morbide dans le derme, l'épiderme est détruit.

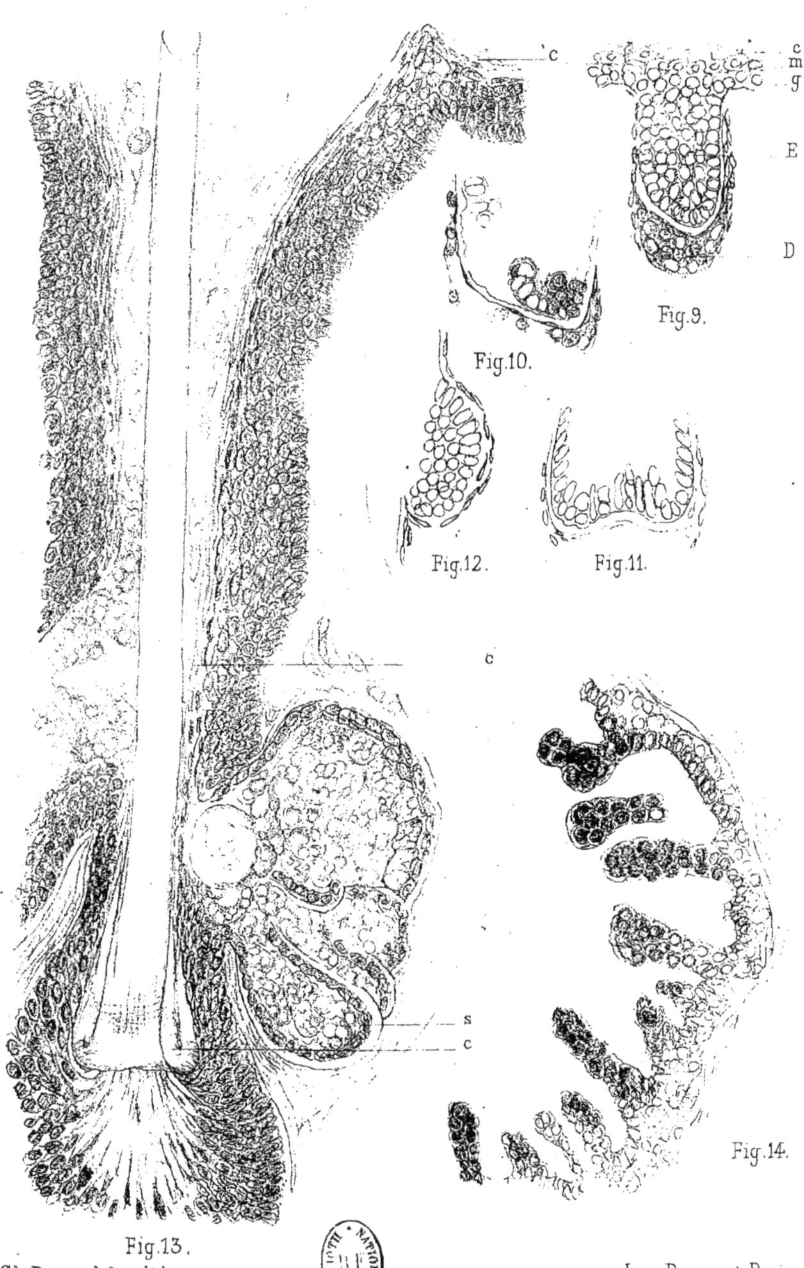

Ch.Remy del et lith.

Imp.Becquet Paris

Anatomie de la Peau

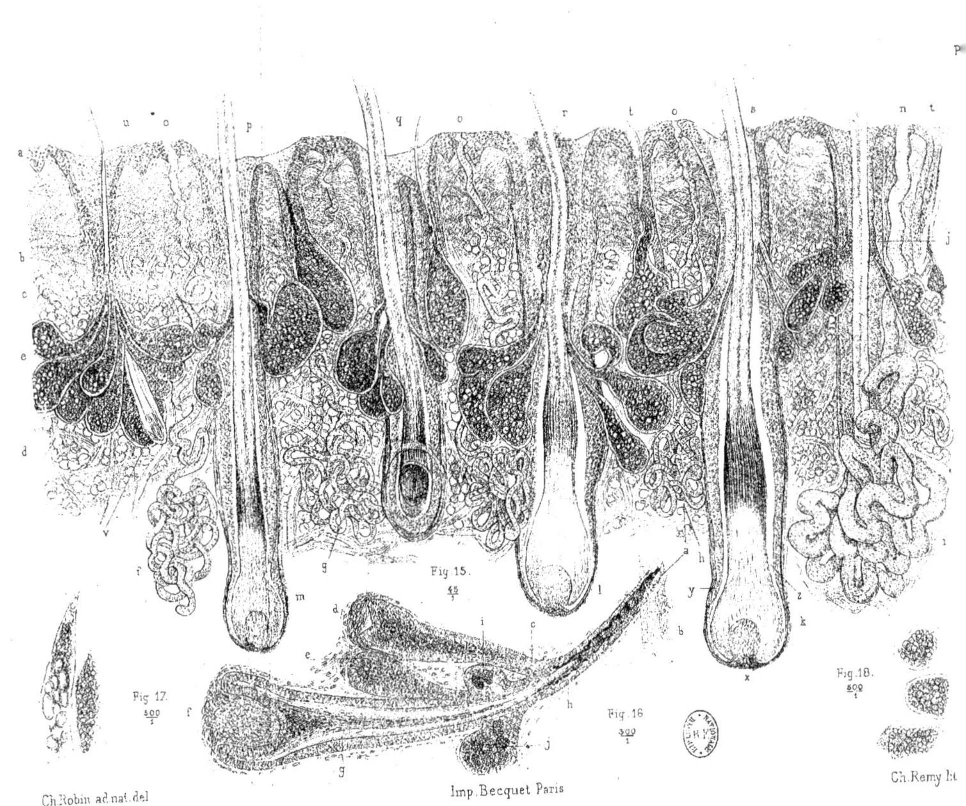

Coupe de la peau du cou de l'homme

Planche III

(Ces figures et leur explication m'ont été données par M. Ch. Robin).

Fig. 15. — Coupe de la peau de la région sous-maxillaire d'un homme d'environ 60 ans, grossie 45 fois.

a, *b*. Le derme, épais de 1 millimètre environ, avec de courtes papilles et recouvert de l'épiderme (*a*) dont on suit la continuité dans les follicules pileux.

b. Face profonde du derme.

c, *d*. Tissu adipeux sous-cutané avec des cloisons et des faisceaux entrecroisés de tissu cellulaire.

e. Glande sébacée d'une largeur totale de 1^{mm},25, à culs-de-sac multiples se jetant sur tout le pourtour du follicule (*v*) d'un poil du duvet (*u*), sortant par un orifice élargi infundibuliforme. Le follicule même (*v*), plus petit que chacun des culs-de-sac glandulaires, n'est ici qu'une sorte d'appendice ou d'annexe de l'ensemble de ce petit appareil.

t, *t*. Très-petits follicules du duvet recevant une glande sébacée plus grosse que lui, formée d'un seul cul-de-sac renflé, lagéniforme, s'abouchant par un étroit canal dans le follicule au niveau de la face profonde du derme, ou vers le quart ou le tiers profond de son épaisseur.

q. Follicule analogue et petit poil du duvet sortant par le même orifice qu'un poil de barbe, avec une glande sébacée à cul-de sac unique.

p. Disposition anatomique semblable à la précédente, mais avec le poil de barbe sortant seul par l'orifice élargi du follicule ; orifice dans lequel se jette une glande formée d'un seul cul-de-sac, sans trace du follicule ni du poil du duvet existant ailleurs (*q*).

k, *l*, *m*. Poils de la barbe sur lesquels on distingue successivement la paroi propre du follicule (*k*), sa papille ou bulbe (*x*), son épiderme (*y*) et sa gaîne interne hyaline (*z*), puis le poil (*p*, *q*, *r*, *s*). Deux, trois et même quatre petites glandes à un seul ou à plusieurs culs-de-sac renflés, s'abouchent dans le follicule pileux par leur canal excréteur propre, soit au niveau de la face profonde du derme (*j*), soit à un quart, un demi ou même un millimètre plus bas. Ce canal excréteur a de 0^{mm},08 à 0^{mm},15 de largeur et une longueur de 2 à 4 dixièmes de millimètre. Les culs-de-sac uniques ou multiples, ont de 3 à 8 dixièmes de millimètre d'épaisseur vers leur fond. Les gouttes d'huile qu'ils renferment les rendent foncés, peu transparents, jaunâtres sous le microscope. Leur paroi propre, homogène, hyaline est très-distincte.

r. Matière pâteuse, blanchâtre, accumulée autour d'un poil, distendant le follicule pileux et sortant par son orifice. Elle est formée d'un mélange de cellules épithéliales surtout, irrégulièrement plissées et de gouttes huileuses.

f, *g*, *h*. Glomérules des follicules sudoripares enroulés à conduit plus ou moins régulièrement onduleux ou spiroïde, traversant le tissu adipeux et la peau pour s'ouvrir à la surface de l'épiderme (*o*, *o*).

i. Glandes sudoripares d'une deuxième espèce non décrites au cou et en d'autres régions où elles se trouvent pourtant, dans les proportions d'une sur 6 à 10 des précédentes. Leur glomérule est sphéroïdal, épais de 1 milimètre à 1 millimètre et demi. Celui des autres est ovoïde, long de 8 à 9 dixièmes de millimètre, large de 3 à 5 dixièmes. Leur tube est large de $0^{mm},110$ tapissé de cellules polyédriques assez volumineuses; celui des follicules à petits glomérules est large de $0^{mm},055$ à $0^{mm},059$. Sur les uns et les autres le tube propre est homogène, hyalin, comme les tubes propres du rein et nettement isolable, surtout dans les fœtus. Une mince couche de tissu cellulaire forme une enveloppe extérieure ou atmosphère aux gros glomérules (*i*). Le conduit excréteur de ceux-ci s'ouvre (*u*) entre deux papilles comme celui des petits glomérules.

Fig. 16. — Follicules et glandes des poils du bras en voie de développement sur un fœtus de quatre mois. Grossis 300 fois.

a. Orifice épidermique du follicule se produisant après que du sébum (*h*) réfractant fortement la lumière s'est accumulé déjà dans le canal au-devant de la pointe du poil.

b. Noyaux des cellules épidermiques de la rangée superficielle offrant les modifications évolutives décrites ailleurs (voy. Ch. Robin, *Journal de la physiologie*, Paris, 1861, p. 228, pl. X).

f. Follicule pileux dont le bulbe ou papille est pleinement développée et la paroi propre fibreuse est formée encore seulement de tissu cellulaire mou, transparent riche en noyaux. La couche épithéliale tapissant cette paroi et la papille est formée de cellules polyédriques nettement délimitées.

g. Poil formé de cellules cohérentes (encore nettement reconnaissables sous un fort grossissement) et entouré de la gaîne hyaline folliculaire interne.

e. Follicule pileux de remplacement dérivant du précédent et en voie de production par extrorsion épithéliale dans l'épaisseur du tissu cellulaire ; mais encore sans bulbe ou papille.

c, *d*. Autre follicule se produisant de la même manière, mais entourée déjà d'une couche propre de tissu cellulaire et montrant le début de la genèse du bulbe ou papille (*d*). Les cellules épithéliales pileuses remplissent déjà sa cavité et sont encore distinctes et nucléées, quoique assez fortement cohérentes.

i. Glande sébacee commençant à se développer par extrorsion épithéliale de l'épithélium du grand follicule pileux (*f*, *a*). Elle montre déjà deux cellules pleines de gouttelettes huileuses.

j. L'autre glande pileuse, plus développée, commençant à produire un second cul-de-sac et contenant plusieurs cellules épithéliales sébacées.

Fig. 17. — Cellules épithéliales sécrétantes des glandes sébacées de la fig. 15; elles sont pleines de gouttes huileuses non encore mises en liberté par rupture de la paroi des cellules. Cette forme allongée des cellules se voit surtout vers le point de réunion des culs-de-sac en canal excréteur.

Fig. 18. — Cellules ordinaires du fond des culs-de-sac de ces mêmes glandes, pleines aussi de gouttes de sébum. Dans ces deux figures elles sont grossies 500 fois.

A. PARENT, imprimeur de la Faculté de Médecine, rue M.-le-Prince, 31

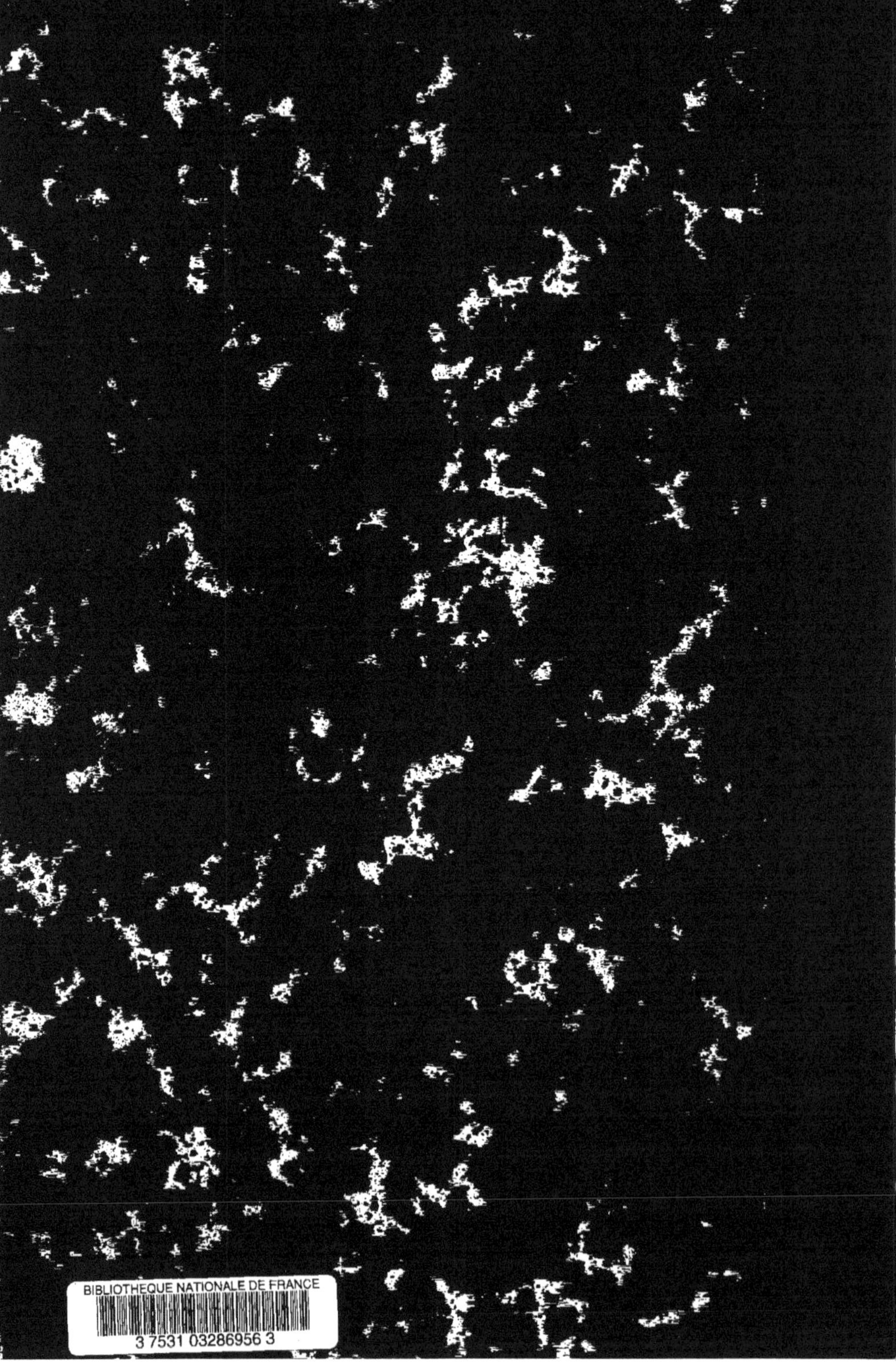

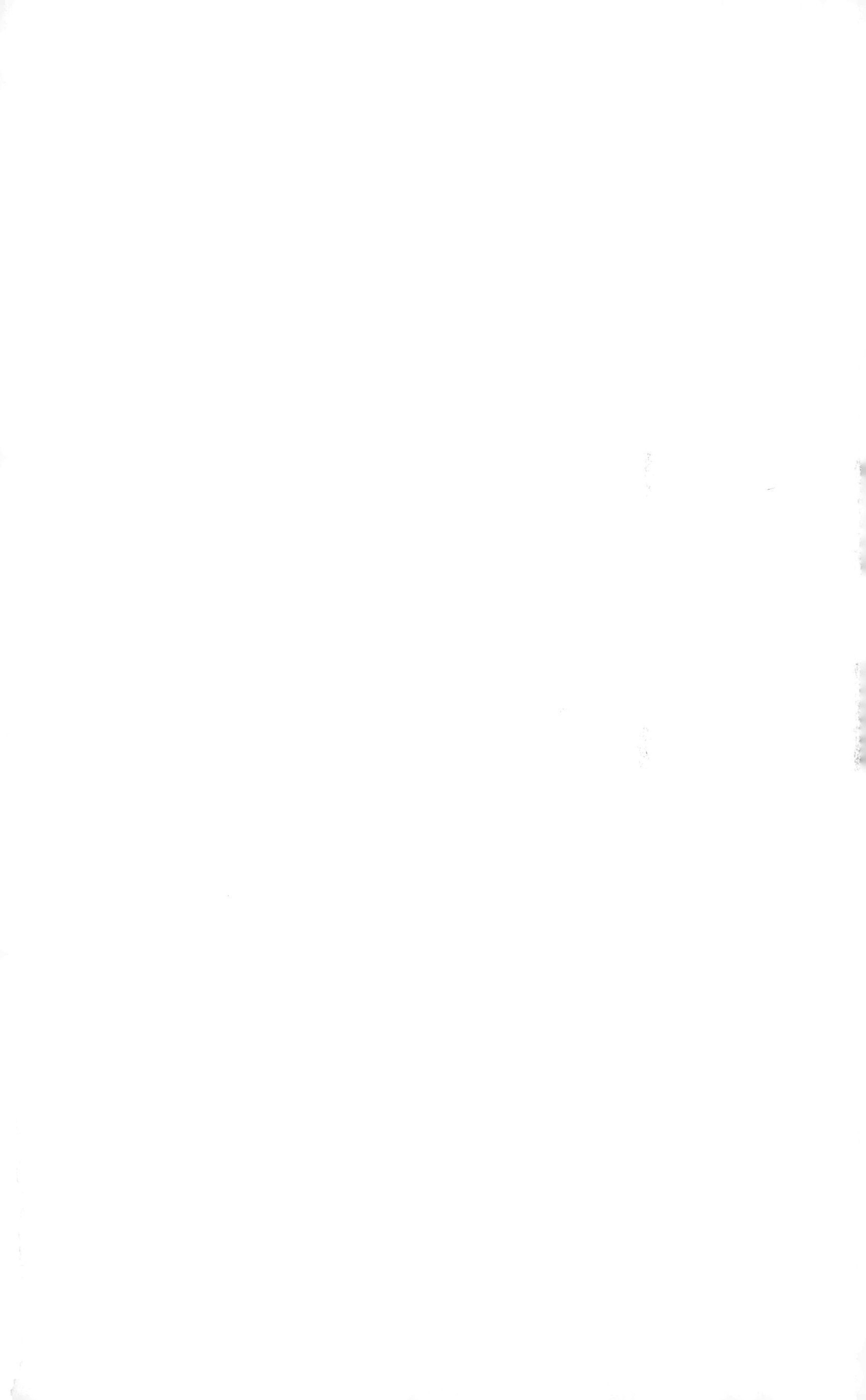

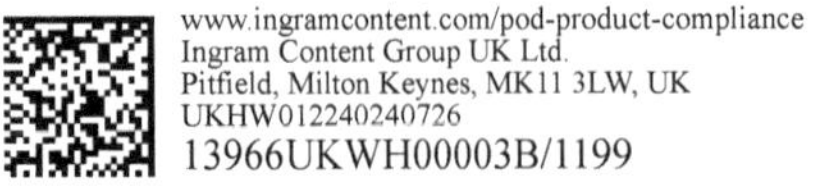
www.ingramcontent.com/pod-product-compliance
Ingram Content Group UK Ltd.
Pitfield, Milton Keynes, MK11 3LW, UK
UKHW012240240726
13966UKWH00003B/1199

9 782011 775283